食も心もマインドフルに

－食べ物との素敵な関係を楽しむために－

著　者

スーザン・アルバース

訳　者

上原　　徹

佐藤 美奈子

星　和　書　店

Seiwa Shoten Publishers

2-5 Kamitakaido 1-Chome

Suginamiku Tokyo 168-0074, Japan

Eating Mindfully

how to end mindless eating &
enjoy a balanced relationship with food

by
Susan Albers, Psy. D.

translated by
Toru Uehara, M.D., Ph.D., LCP
and
Minako Sato

New Harbinger Publications, Inc.
5674 Shattuck Avenue
Oakland, CA 94609

私はセラピストとして働き始めてまもなく、空腹、体重、食事の問題が引き起こす、とてつもない苦しみに関心をはらうようになりました。本書は、さらなる苦しみを防ぐのを助けるとともに、すでに苦しんでいる人びとに安らぎを提供しようという、私の試みです。このような理由から、やみくもに食べてしまうことを克服したいと苦しんでいるすべての人びとに本書をささげたいと思います。

●目 次

Part 2

Part 3 感情がマインドフルであること

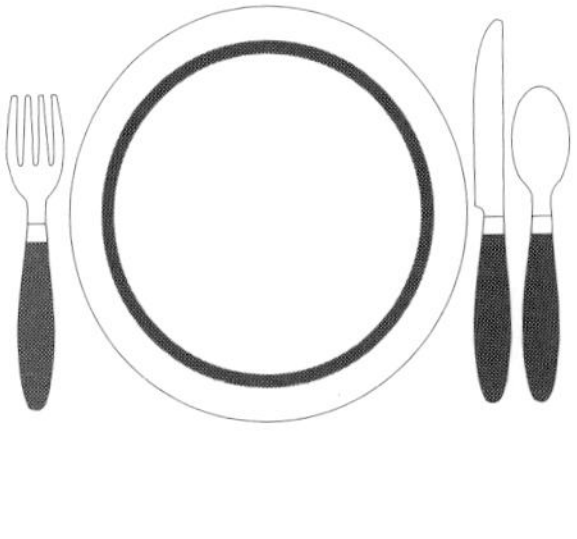

謝辞

気高い人は他人からの好意にマインドフルとなり、感謝する

ブッダ

マインドフルというのは、自分の行動、考え、感情のすべてに真摯に注意をはらい、よく理解するということです。私はこの謝辞を書くにあたり、感謝の気持ちを表現するということがどれほど難しいか、マインドフルに受け止めています。感謝の気持ちと、その気持ちを限られた言葉で充分に言い表すことができない自分の無力さに圧倒される思いです。次に名前をあげさせていただくのは私にとって非常に重要な方々です。その理由を彼らがすでにご理解していてくださることを願っています。

まず家族に感謝の気持ちを伝えたいと思います。彼らは苦しみを思いやること、特に人間や動物に対する情け深い心について教えてくれました。このような機会を与えてくれたことを非常に感謝しています。カルメラ・アルバース、トム・アルバース、アンジー・アルバース、リ

ンダ・セロッタ、ジュード・セロッタ、ポール・セロッタ、どうもありがとう。ジェーン・リンドキスト、ジェイソン・グリーフ、リン・ノブロフ・フェダース、ギティ・ピーパー、ブリアン・ケイラ、スティーブン・フィンク、エリック・リンゼンフェルター、ジョン・ボウリング、ロンダ・ボウリング、ジム・ボウリング、彼らにも感謝の気持ちを伝えたいです。とりわけビクトリアは友情を注ぎ、専門的にも個人的にも毎日私を助けてくれました。本当にありがとうございました。

私を指導してくださった方々、そして同僚たち、ビクトリア・グールド先生、ウェンディ・セトル先生、サンドラ・ロード先生、トニー・バンデール先生、サリー・スペンサー・トーマス先生、スー・スタイブ・パサリッヒ先生、サバンナ・マケイン先生、トルーディ・ヘミング先生、ノガ・ニブ先生、みなさんが示してくださった模範と知恵を忘れたことはありません。ニュー・ハービンガー・パブリケーションにも感謝申し上げます。特に私を担当してくださったケイラ・サセル、キャサリン・サトカー両編集者には感謝の意を述べたいと思います。

最後になりましたが、私のクライアントのみなさんに感謝の気持ちを述べさせてください。みなさんがお寄せくださった信頼を光栄に思います。そしてみなさんがご自身の食事に対してどう対処してきたか、寛大にお話しくださったことに感謝申し上げます。

本書をお読みになる前に

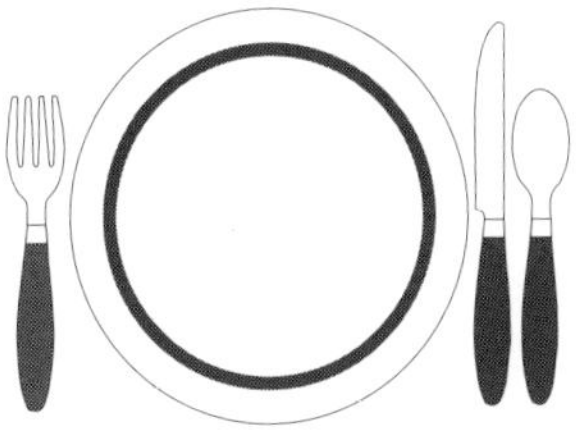

はじめに

コントロールせず、自覚もせずに食べること、〝マインドレス〟。実はこうした食べ方は身のまわりによくあることで、簡単に陥りやすいものです。満腹なのにスナックをつまみ続けている、空腹なのにカロリーを制限する、罪悪感に導かれるように食べ物を口にする、みなさんはこれまでにそのような経験をしたことはありませんか。あるという方はマインドレスな食事の経験者といえるでしょう。それでは、このマインドレスな食事に正面から向き合ってみませんか。何を食べるかを決めるということは、実は容易なことではありません。非常に厄介な落とし穴といってもいいでしょう。今や食事への関心と体重への執着は、アメリカ合衆国ではひとつの流行にまでなっています。多くの国民に健康上深刻な結果をもたらしているほどです。

いったいどうして、食事のような毎日のあたりまえの活動がこれほど重大な問題となってしまうのでしょうか。実は、これは単純に答えられるような質問ではありません。本書全体を通して、いくつかの答えを見出していきたいと思いますが、基本的な考え方は、次のようなものです。

賢明で健康的な食事を選択していくためには、身体と心をともに働かせ、何を食べる必要があるのか、何を食べたいのかを知らせる基本的な合図に耳をかたむける必要があります。これらの合図は「何を」「どれほどの量」食べたらよいのか、ということについて、情報を与えてくれます。満腹のとき、空腹のとき、または単にぜいたくでおいしいものが食べたいというときなど、さまざまな場合があります。このようなときの感覚や感情というのは、身体的、そして精神的な感覚が複雑に組み合わさっています。身体と心が送る合図に注意深く耳を傾け、敏感に応えていくことにより、健康的でコントロールされた食事をとることができるようになります。食事を調整できるようになるのです。

ダイエットをし、自分の身体を嫌うことは、情緒的にも心理的にも、そして身体的にも、あなたの幸せを大きく蝕みます。身体が送るメッセージと反応を正確に読みとることができなくなってしまうのです。ダイエットをするということは、身体と心の唯一のコミュニケーションラインを断ち切ってしまおうとするようなものです。ダイエットに向かう姿勢は健康的な食事についての知識を著しくゆがめてしまうことがあります。何を食べたらいいのかわからなくなってしまうのです。このようなときマインドレスな食事が二通りの形で姿を現します。身体と心の両方からわき上がる感覚に「強迫的になる」か、もしくは「無視する」かのどちらかです。自分の空腹や健康に対して、じっくりと考えたり反応することをやめてしまうのです。

では、「マインドレスな状態」は、いったいどのようにしてあなたの食事を蝕んでいくのでしょうか、さまざまな摂食問題のなかでどのような形で現れるのでしょうか。本書ではみなさんといっしょにその答えを見つけていきたいと思います。マインドレスであることの反対はもちろんマインドフルであることです。マインドフルであれば、食事をコントロールするための貴重な技能を与えてくれます。本書を通し、それをよくご理解いただけると思います。

マインドフルな食事とはどのようなものか

マインドフルな食事にはさまざまなものがあります。例えば、ポテトチップスをつまんだときに指先に感じる一枚一枚の塩の感触もそのひとつです。そしてポテトチップスを舌の上にのせたときの塩味、その味を感じるのもそうです。ひと口かじるごとにそのカリッという大きな音に耳をすませます。噛んでいるときの音を頭のなかで想像し、意識して耳を傾けます。マインドフルに食べるというのは、このようなことをいうのです。

マインドフルに食べているときには、このポテトチップスの例でいえば、舌に触れるザラザラとした感触に気づきます。歯が噛みつぶしているときの圧力にも関心を向けます。噛んだ食べ物がのどを滑り落ちていくときには、だ液がのどの奥を満たしていくのを感じるでしょう。

さらにマインドフルな食事というのは、胃に入った食べ物を感じるということでもあります。そして食べ物を口にするということから得られる喜びを経験するということなのです。注意深く観察していると、ものを食べた際に胃がどれほど広がり、満たされていくかを感じることができます。食べ始めから食べ終わりまで一噛み一噛みをじっくりと経験していきます。食べているプロセスの各段階がゆっくりと過ぎていくように工夫することで、それぞれの段階が完全に意識されるようになります。一つ一つのプロセスの結びつきが感じられるようになるのです。

これはマインドフルに食べるということのほんの一例にすぎません。本書ではほかにもたくさんの例をご紹介していきたいと思います。各章を読み進めていくなかで心に留めておいていただきたいメッセージがあります。それは、あなたの食事を変えるカギは食事をしようとする自分の箸やフォークの動きを止めることではないということです。そうではなく自分の心をコントロールする術を身につけていくということが大切なのです。自分の思考パターンや情緒的気分、およびさまざまな食欲を理解することで達成されるでしょう。これは、自分の古い習慣的思考やマインドレスに食べたいという願望をコントロールすることにつながります。

マインドフルに食べるということの最終的な目標は空腹の波を知るということです。食べ物と食べるプロセスに対し、身体と心は複雑な反応を示します。その反応を充分に理解すれば、この目標を達成することができます。

では、食事を上手にコントロールしていくにはどうしたらいいのでしょうか、本書の演習は、その方法を理解し、必要な手段を身につけることができるようにつくられています。これらの演習を通し、マインドフルに食べる姿勢を身につけていく方法を知ることができます。それは自分自身を批評したり、食べたいと願う強い欲求を変えようとする姿勢ではありません。あなたがそこに存在していること、そしてその瞬間瞬間に食欲を自覚するということです。はっきりと意識して食べることは、食べすぎを防ぐ助けになります。健康的な食べ物を充分にとらず、求めてもいない食べ物を消費しないでもよくなるでしょう。

何が食事の問題を引き起こしているのか

マインドレスな食事が、食事問題の根本的な原因ではありません。むしろ身体と心のさまざまなほかの問題が複雑に絡み合った結果といえるでしょう。マインドレスな食事というのは問題の表層にすぎません。ほかに何か対処する必要がある問題があることを示す、目に見えるサインなのです。例えば、低い自己評価、ボディイメージをめぐる問題、新陳代謝機能の低下、コントロールとバランスの欠如、痩せていることについての社会的文化的価値観、および精神的問題が原因による過食、これらすべての問題がマインドレスな食事とマインドレスなダイエットの一因となります。

食事に深刻な問題が認められる症例では、以下のようなさまざまな要因が複雑に絡み合っています。生物学的要因（敏感さ／気質、セロトニンレベルの低下）、気分障害（うつ状態、不安、強迫・衝動障害）、心理学的要因（完璧主義、そのほかの人格特徴）、幼少期のトラウマ的経験（性的虐待、両親の離婚・死別）、家庭的要因（コントロール問題、抑圧感または見捨てられ感、顕著な対立）、社会的要因（対人関係、運動環境、仲間グループからのプレッシャー）、メディアの影響（外見に執着した文化、テレビなどで放映される女性像）。

本書の目的はマインドレスな食事を引き起こしているさまざまな要因に取り組み、そのような食事をコントロールするための手段を見つけていけるよう、みなさんを手助けしていくことです。またマインドレスに食べすぎてしまう、もしくは食べる量が不足している根本的な要因を解消していくうえでも、本書は力になるでしょう。あなたにとっての食事の問題は、ほかの人にとってのどのような関心に相当するでしょうか。自分の食事が実際に「問題」と感じられるのはどのようなときですか。専門家からのアドバイスも補足する必要があるでしょうか。これらの質問はいずれも、ここでとりあげる問題に関連があります。これまでに、このような質問を自分自身に対してしてみたことがありますか。あるという人は運がよいといえるでしょう。それは本当に自分自身をよく理解し、自分自身の健康と幸せを心配しているということだからです。

あなたの食事問題はどの程度のものなのでしょうか。その度合いを評価するために本書を活用していただくこともできます。本書を読んだときに、自分のなかでどのような反応が起こるか、ただ感じてみてください。本書の内容を真摯に考えたうえで、それでもここでご紹介する演習が自分にとって有効ではないと感じたら、それもひとつの有効な情報です。一方、自分の行動がここでとりあげられたサインと酷似していると気づく人もいるかもしれません。また、本書の演習が自分には合わない、または自分の行動のほうがはるかに深刻だという人もいるでしょう。そのような人は、そのように感じた自分の気持ちを意識してください。なぜならそれは、もっとあなたに合った専門家の援助を求めたほうがいい、ということを示しているかもしれないからです。どのような問題に取り組むにしろ、自分の行動を改める心の準備が当人にどれほど整っているかについては個人差があるものです。いつでも自分の生活を変えていけるくらいに完全に準備ができている人もいるでしょう。一方、変化のプロセスへと足を踏み出す、まさにその出発点にいて、専門家の指導のもとに自分に合った助けを必要としている人もいるかもしれません。

本書の活用法

マインドレスな食事に取り組もうと考えている人、または慢性的にダイエットをしている人、混乱した食べ方をしている人、習慣的に食べすぎていたり、逆に食べる量が不足している人など、さまざまな方がいらっしゃると思います。そのような方は先へ先へと本書を読み進めてください。たとえすぐには自分にあてはまる例が見当たらなかったとしてもです。本書のどの演習を試みるにしろ、まずはその前に本書全体を読み通すことが役立つと、おわかりになると思います。演習のなかには、特にあなたにとってよりふさわしいもの、もしくはより有効に機能するものがあるということを忘れないでください。自分が直面している食事パターンはより多くの問題をはらんでいると確信した人、または自分の問題のほうがより深刻だと感じる人もいるでしょう。そのような場合でも、本書はきっとあなたにとってすばらしい力となると思います。

本書は手軽な治療手段として、専門家によるカウンセリングの代用となるものではありません。専門家による治療を継続しつつ、それを補足していくものとして活用してこそ、貴重な存在となり得ます。食事問題に取り組み、高く評価されているセラピストや医学的専門家の診察を受ける際に、本書を持参してはどうでしょう。ここで紹介している演習について話し合ってみてください。どの演習があなたにとって有効に機能し、どの演習がそうでないか、相談してみるとよいと思います。専門家といっしょに取り組んでいくなかで、あなたの前に立ちふさがっている要因を解消していくことができるかもしれません。

人はとかく「自分の力でできるようになるべきだ」と思い込みがちです。なぜか、助けを求めることが失敗を意味したり、弱さの印であるとみなされます。私自身、それとはまったく正反対の考え方をお示しできるというわけではありません。しかし助けを求めるには強さと勇気が必要です。私はこれを賞賛したいと思います。これは自分自身をいたわるということです。自分の内側には大切に守っていくに値するものがあると信じている印なのです。助けを求めるということは、できる限り満ち足りた生活を送っていきたいと望んでいることを示しています。確実に自分の生活を幸せなものにするために自分の秘密をほかの人間に進んで打ち明けていこうとする気持ちを示しているのです。これはマインドフルな姿勢です。あらゆる経験に対し、批評的にならずに心を開いて受け入れていく姿勢です。ぜひみなさんにも、そのような姿勢をもってほしい、これこそが本書がお勧めしている姿勢です。そして願わくば、本書を通し、まさにそれを実行していくための多くの手法をご紹介できればと思います。

マインドフルであることの四つの基本

マインドフルであることの四つの基本は、ブッダの教えにもつながる重要な点です。ブッダは若い頃、マインドフルな食事を会得することが自らの精神的成長に不可欠であることを悟りました。彼は王族出身でした。そのため子どもの頃には、インドで手に入る最もみずみずしく栄養豊かなものを常に食べていました。ご馳走三昧の日々のせいで丸々と太っていました。しかし成人した彼は、自分が経験してきたどんな喜びをもってしても、幸せを保証することも悲しみに対抗することもできないことに気がつきました。そこで彼は啓蒙と、苦しみからの救済を求めて、王宮生活を離れました。そして断食を試みたのです。しかし断食や厳しい食事制限をすると身体が弱まり病気になってしまうこと、集中力が失われることに気づきました。そしてかえって、「心の苦しみを解き明かす」ことから遠ざかってしまうことを悟ったのです。ブッダはご馳走三昧の日々と飢餓の日々を経験し、そこから何を学んだのでしょうか。食べ物というのは多すぎても少なすぎても健康と幸せを蝕んでしまうということ、彼はそのことを学んだのです。コントロール、バランス、そして自分の身体の欲求を理解すること、それこそが幸せで健康な生活を送るために不可欠なことだったのです。

マインドフルな食べ方というのは、どのような食べ物を選ぶか注意深くチェックすることではありません。単にカロリーを入念にチェックしていくということでもありません。このようなことはダイエットと同じで、本書で支持する食べ方とは異なります。マインドフルな食事というのはもっと複雑なものです。マインドフルに食べるための指針は「マインドフルであることの四つの基本」(15ページ)に示されています。食事や軽食をとる際、食べる前、食べている最中、そして食べた後に、心と身体の信号に注意して耳を傾けます。マインドフルな食事のためには、身体的欲求、感情、そして食べ物との相互作用のなかで変化し続ける心の動きを詳しく観察していくことが必要です。完全に自覚することが強く求められます。マインドフルに食べることで、無意識の力、埋没していた力すべてが明らかに浮かび上がります。それは、自分が何をどのように食べたらいいのか指示しています。心の中でそれらの力をよく検証し、調和させることができるように、本書を通して学んでいきましょう。

空腹とは何か

空腹というのは生物的欲求です。食べる前、食べている最中、そして食べた後の食べ物に対する生理的反応、自分の感情、身体や自分自身についての考え、これらの間の複雑な相互作用によって、空腹は満たされるのです。絶えず変化していく気分、願望、栄養的必要性、これらすべてと関連しています。これほど多くの絶えず変化している要素に対応しなければならないということが、矛盾した食べ方をしてしまう理由のひとつなのです。

例えば悲しいとき、または退屈しているときには、楽しみや満足感を与えてくれる食べ物を求めがちです。では、空腹だけれど、でも自分の身体に決まり悪さや恥ずかしさを抱いているとしたらどうでしょう。そのようなときは身体が必要としていることを無視しようとするかもしれません。自ら飢えへ陥ろうとすることさえあります。マインドフルな食事の諸要素をマスターするためには、自分自身と自分の食習慣についてより深く、より強い自覚を育んでいくことが必要です。

本書は四つのパートに分かれています。各パートではマインドフルな食事の四つの基本をそれぞれひとつずつ詳細に解明していきます。さらに、それぞれの基本に合わせて、みなさんが食事を変えていくための演習も併せてご紹介します。これらの四つの基本は無意識なままに放っておくと、とてつもなく大きな威力であなたの食事をコントロールしてきます。

これらの四つの基本の概要は、「サティパターナ・スッタ（四念処経・四念住経）」(Satipatthana Sutta, the Great Discourse on the Four Foundation of Mindless) のなかのブッダの言葉

に説明されています。「技能の習得」は、マインドレスに食べてしまう人たちが四つの基本についてじっくりと考え、自覚していくことができるように、食べ物に関して現代的にアレンジしてあります。ここであげた特徴は、これまでのマインドレスなダイエットで私自身がダメージを受けてきた自分についてのいくつかの側面に、適切な関心を向けさせてくれたのです。

マインドフルな食事の四つの基本とは、以下のようなものです。

心がマインドフルであること

ここには心の多くの側面を自覚するということが含まれます。自分の実際の考え（意識的な言葉またはイメージとして存在していることもあります）、記憶、無意識（または意識化された）の願望と恐怖といった側面です。本質的には意識の状態、関心のレベルといえます。心というのは、そのときどきによって実にさまざまなあり方をします。なかでも、取り乱す、不安になる、眠くなる、過去に執着する、頭がぼーっとする、衝動的になる、注意散漫になる、逆に注意深くなる、慎重になる、などの状態に注意してください。これらの状態は一時的なものです。瞬間瞬間に変わっていきます。しかしその状態が続いている最中は、世界との関わりやそれをどうとらえるか、という背景をうみ出します。そして世界に対するあなたの見方を狭めてしまうのです。

身体がマインドフルであること

ここには例えば、空腹とはどのように感じられるものなのか、など、身体のプロセスを自覚するようになるということが含まれます。また食べ物がのどでどのように感じられるか、それを飲み込んだときにはどのように感じられるかを経験することもそうです。さらに食べ物の消化に対する身体の反応のしかた、消化が完了したときの胃と心の反応に関心を示すことも含まれるでしょう。身体がマインドフルであるというのは、自分の呼吸、動き、感覚、姿勢などが食べ物からエネルギーを供給されていることを理解するということなのです。

思想がマインドフルであること

前述の状態と同様、思想も言葉やイメージとして生じます。それらは心が何度も何度も繰り返し奏でる無意識の録音テープのようになることもあります。「奏でている」という意識的な自覚なしに繰り返されるのです。自分の思想によく注意をはらっていれば、否定的な思想が及ぼす力を軽減することができるでしょう。

感情がマインドフルであること

思想が心の一部であるのと同じで、感情は身体の一部ということができます。身体はさまざまなことを感じ、その情報を脳に伝えます。同じ感情でも人によって感じ方が異なります。身体のどの部分で感じるかによっても異なってくるでしょう。例えば、悲しみを胃に穴が空いたように感じる人もいます。そのような人は過食をすることでその穴を埋めようとします。一方、悲しみを胸が締めつけられるように感じる人もいます。また怒りについても、全身を抜けて勢いよく流れる電流のようなものと感じる人もいれば、熱が胸から放出するようだと感じる人もいます。

マインドフルに食べる練習をするときには、自分が何をどのように考えているか、何をどのように感じているかを自覚するようにします。自分の思想と感情、特に身体について抱く感情が、どのようにして何を食べるかということにおいて重要なカギの役割を担います。食べ物に関する思想と感情を自覚すればするほど、マインドフルに食べることができるようになるでしょう。

心がマインドフルであること

私にとって、いつ食べるべきか、またはいつ食べる必要があるかを知るのは難しいことです。私の食習慣は実にさまざまなことに左右されています。職場では同僚がもってきたスナックを食べてしまいます。食べ物がそこにあって、人に失礼なことはしたくないというただそれだけの理由で食べてしまうんです。そのほか、私の体重のことでまわりの人がひそかにかげで笑っているんじゃないか、と気になって、食事のお代わりをしないときもあります。それでも一歩下がって考えられるようになりました。「私は今、この瞬間にお腹がすいているんだろうか」と自問自答できるようになったんです。今、この瞬間、私に食べるようにうながすもの、または食べないよう食い止めようとするものは何か、注意をはらい、観察するようにしています。

エミリー

心の状態は絶えず変化しています。食べたいという欲求は心の一時的な状態です。分刻みで急速に変わっていくものなのです。心がマインドフルであると、自分の思想、感情、そして最も大切なものとして空腹が流動的なものだということがわかります。この瞬間の自分の心の状態に即座に反応するのではなく、むしろ一歩退き、本当に空腹かどうか評価するようにします。食べるかどうか、食べるとすれば何を食べたらよいか、ということについて、あなたの決断に影響を与える社会的要因と心の状態をよく吟味するのです。

身体がマインドフルであること

いつ空腹で、いつ満腹なのか、私の身体ははっきりと教えてくれます。胃がグウグウなっていたら、身体はそうやって私が空腹であるということを教えてくれているんです。だから、長く待ちすぎてしまった、食べるのが遅くなってしまったということがわかります。一方、食べすぎてしまうと、身体の動きが鈍くなります。膨れて不快な感じを伝えてくるんです。身体が何かを訴えてきたら、まずはそれに注意深く耳を傾け、それに従います。きちんと確実にこれを実行していくことで、自分が何を食べたいのかわかるんです。

モリー

身体がマインドフルであるということは、内面的にも外面的にも、自分の身体が伝えることに注意深く耳を傾けるということです。例えば、あなたはどのように身体を動かすでしょうか、どのように食べ物を見、それに触れるでしょうか。身体がマインドフルであるということは、これらの方法に注意をはらうということです。目に見えない重要な側面に関心をはらうことです。しかも多くの場合、それは呼吸のように、ごく自然な側面です。身体がマインドフルであると、身体の重要な機能を正しく評価し、脳と身体の両方の声に耳を傾けるようになります。脳と身体はお互いに絶えず信号を送り合っています。と同時に空腹か満腹か、エネルギーレベル、感情の状態、栄養上の必要性について、重要な生理的信号をフィードバックし合っています。瞑想、呼吸演習、リラクセーションは身体の信号を理解し解釈するのを助けてくれます。

思想がマインドフルであること

私は頭のなかで、いつも自分に対して批判的です。二個目のマフィンに手を出したとき、顔はニコニコ笑っているかもしれません。でも頭のなかでは、こう言っているのです、「そんなもの食べたらダメに決まってるじゃない、あなたはもう充分太りすぎているのよ」って。私は、自分の思想にマインドフルなとき、どの確信が現実的で、どの確信が分別のない考えや判断、自分のルックスをめぐる不安感から生まれたものにすぎないのか、じっくりと検証します。

ヘイディー

情緒と同様、食べたいという願望、食べ物に対する切望、空腹および満腹は思想によって大きく影響されます。自分の頭のなかでかわされている心の対話がおそらく聞こえてくるでしょう。それはあなたと食べ物との相互関係を媒介している声なのです。「これを食べなさい」「それは食べてはいけない」と訴える声、さらにそれはなぜか、どうして食べなくてはならないのか、どうして食べてはいけないのか、とその理由も伝えます。はっきりとした声で食事パターンを指示してくることもあります。一方、微妙でわかりにくいこともありますし、無意識な場合さえあります。

マインドレスに食べてしまう人は特に、評価や批判、寛容でない思想の影響を受けがちです。一方マインドフルに食べる人は、食欲に影響するこのような心のなかのやりとりによく注意を傾けます。絶えず自覚しようとしています。思想の流れに対する自覚を高めることで、食事行動を指示する心の声が聞こえてくるのです。思想がマインドフルであると、どのようにして情報をより分けたらいいかがわかってきます。「私はそれを食べるに値するのか」「私は悪い」「太っている」などの思い込みが脳から身体にどのように伝えられていくかがはっきりするのです。

感情がマインドフルであること

私はふと気づくと、「心地よい」食べ物を求めていることがよくあります。それは、ストレスをあっという間に取り去ってくれそうな食べ物です。でもマインドフルに食べるときはまず、私に心地よさを求めるようにさせたものは何かを考えてみるようにします。棒キャンディを食べれば今はおそらくよい気分になれるだろう、ということは理解できます。と当時に、その気分はその後どのように罪悪感へと変わっていくか、ということもよく考えます。自分が何を食べるのかを感情だけで決めるわけにはいきません。

アンドリュー

食べ物と感情は密接に関係しています。鶏と卵方式で考えると、まずは食べるという行為があって、それが感情（喜び、満腹、快適さ）を導く場合もありますし、感情（退屈、ストレス、つらさ、孤独）が食べるという行為を開始させたり、止めたりする場合もしばしばあります。恥ずかしさ、悲しみのような感情、圧倒されるような、もしくはコントロールできない感覚は、健康な食事をゆがめてしまうものです。このようなことから、うまくコントロールをして食べるためには、自分の気分と食欲の関係を理解することが不可欠といえるでしょう。

毎日の生活のなかでマインドフルであること

「マインドフル」という考えは、仏教徒の瞑想の習慣から取り入れられてきた世界観、および存在のあり方のことで、何世紀もの歴史をもっています。マインドフルの最終的な目標は、自分の行動、身体的感覚、および経験を完全に自覚した状態で現在の瞬間に関わっていくということです。それは「今、ここにある」という生き方です。今、ここにある、という姿勢は、自分はまさしく今どのような人間であるのかということを正しく評価し、今自分にないものを求めていつまでもこだわるのはやめるということです。あなたはこれまでに、もっとスリムな身体だったらよかったのに、と望んだことがどれほどありましたか。その一方で、自分の今の身体を正しく評価し、その身体のなかで生きていくことを忘れてしまったことがどれほどあったでしょうか。

マインドフルであるときには、自分自身を批評したり自分という人間を変えようとしたりはしないでしょう。その代わり、ただ自分自身に対して、そして世界とどのようにつながっていくかということに対して、より自覚的になるだけです。マインドフルであるときには経験してきたことを受け入れます。楽しい経験か、それとも嫌な経験かにかかわらず、その経験をあるがままに受け入れるのです。ではなぜマインドフルであることがそれほど重要なのでしょうか。なぜならそれは、あなたの人生での大切な瞬間をみすみす見逃してしまうのを阻止してくれるからです。

私たちはよく「機械的」に行動してしまおうとします。機械的に動いているときには、意識的に考えることはしません。自動的に反応し、行動します。マインドレスな行動がよく起こるのは、車を運転しているときや本を読んでいるときです。例えば、突然目が覚め、気がつくともう自宅ではなく仕事へと向かう車を運転していた、ということはないでしょうか。いつ家を出たのか、まったく覚えがないのです。本を読んでいても、最後の三ページで果たして何を読んだのか、まったく記憶がないこともあります。これらは、マインドレスであるという深刻な赤信号です。

マインドレスなときに、なぜ良くないことをしてしまうのでしょうか。それは、意識をすり抜けた行動や思考というものを簡単には止められないからです。自分自身について快く思っていない不健康な考えというのは、自分でも気づかないままにいつまでもしつこく残るのです。

マインドレスな食事が習慣になってしまうと、それを問題として本人が自覚しない限り、その習慣はそのまま続いていってしまうでしょう。しかし、その習慣を意識するようになれば、それらを変えていくための創造的な選択をすることもできます。意識するということが、自分をコントロールできるようになる第一歩なのです。意識すれば、自分がとりうる健康的な選択肢の全貌がよく見えてくるようになります。

今、本書を読んでいるあなたはマインドフルなのです。本書の各章を読み、それを理解していくためには、そのページの言葉に注意を向けていくことが必要です。手にもった本書の重みや手触りを感じている方もいるかもしれません。読んでいるときの自分の反応に関心をもち、それについて考えている方もいるかもしれません。このように、マインドフルというのは実に簡単にできることなのです。

マインドフルは、どのように私たちを癒してくれるのか

「マインドフル」という言い回しは、ブッダが生きていた六世紀に使われるようになりました。仏教がアジアに広まり、多くのさまざまな国々の慣習に取り入れられ、必要とされるようになったときにも、マインドフルの実践は依然、核心的概念として生き続けました。マインドフルは、その後現在に至るまで実践され、人気を維持し続けてきました。これは、時代を超えた不変性と、その癒し効果の価値を証明しているといえるでしょう。マインドフルは、健康問題の

精神的な治療方法となるだけではありません。身体的な不調や病気を予防し、リハビリテーションや回復を促進する手段ともなるのです。

心と身体の関係

現在西欧では、心と身体の関係に関してきちんとした証拠に基づいた広範囲にわたる調査が行われています。心を癒し治療することが、身体をいたわることと同じくらい重要であるということは、明らかです。マインドフルは、現在、慢性的な痛みや睡眠障害だけではなく、ガンやエイズ、不安、ストレス、うつ病などの病気の医学的治療とともに用いられています。

こうした考えを裏づける生物学的基盤ははっきりとしています。病気に苦しんでいるとき、身体の防衛機制は、その問題をターゲットに自らのもてる力をすべて、その解消へ向けます。精神的苦痛、身体的苦痛のいかんにかかわらず苦痛を感じて、そのストレスに対抗しようとするのは、自然なことです。しかし、痛みや苦痛を否定し抵抗すると、そのストレスはますます高まります。利用できるエネルギー源を、病気の原因を治すのではなく、そのような否定や抵抗に費やしてしまうことになります。

マインドフルを目指す治療においては、苦痛に抵抗する代わりに、苦痛な感覚をどのように自覚し、それらの感覚にどう対処していったらいいかを教えます。例えば、背中の痛みに苦しんでいると考えてみてください。その痛みに腹を立てたり、イライラしたりするのではなく、その痛みの原因を観察してみてください。じっくりと見つめます。そして痛い部分に向けて具体的にリラックスできるような運動をしてみてはどうでしょう。この痛みがなかったら自分の生活はどのようになるだろう、この先毎日毎日この痛みとどう向き合っていったらいいんだろう、と深く考えてはいけません。一瞬一瞬、その痛みに対処することに専念してください。

心を癒すこと

ストレスがたまり精神的に苦しんでいると、身体の免疫機能は低下します。体重やコントロールを逸した食事のことでストレスがたまると、問題に直接対処するよりも、そのつらさに反応し、それにこだわることに、ますます多くの時間を費やしてしまいます。苦しみがもたらす結果に逐一抵抗していたら、ストレスを乗り越える力はますます低下してしまうでしょう。

苦しみから学ぶ知恵もあります。精神的苦痛によって、自分は何を快く思っていないのか、自分が変わりたいと思うあり方に目を向けることができるようになります。そうすることによって、苦痛を自らの成長の助けにすることができるのです。洞察はマインドフルであることによってもたらされる最も価値あることのひとつです。気持ちをほかにそらすことなく今のこの瞬間に集中すると、決断力が得られます。幸せへと続く新しい道を切り開く自由を手にできるのです。

心理療法士たちはマインドフルの利益と癒し効果に気づくようになりました。心を留めるトレーニング（mindfulness training）は、現在、特にうつ病、人格障害、薬物・アルコール・性中毒、およびストレスの治療に用いられています[1,8,10,11,15,19]。

「癒し」というのは、自分の生活に苦しみをもたらしていることを理解し、情け深く受け止めていくことから始まるといえるでしょう。精神的苦痛をめぐり腹を立てイライラしたり、精神的ストレスを排除してしまおうとするのではなく、代わりにその苦痛やストレスが自分の生活全体に及ぼしている影響を別の方向へ向けなおすようにするのです。心に意識を向ける「マインドフル」な姿勢は、慢性的な病気などの途方もなくつらい状況を切り抜ける助けとなるでしょう。このようなつらい状況では、最初は圧倒されそうになります。とてもコントロールできそうにない気持ちに駆られるかもしれません。

マインドフルと認知行動技法の間には、注目すべき重要な共通点があります。長年にわたり、セラピストは認知行動療法（歪曲した行動と思考パターンをターゲットとする介入）を、ある種の食事問題に対して効果的な治療形態のひとつであるとしてきました。しかし最近では、規則正しくコントロールされた食事パターンを築いていくうえで、マインドフルの有効性がセラピストの間で理解され始めています。[12][16] これらの研究者や臨床家は、仏教の瞑想とマインドフルの手法から考えを取り入れ、自分たちの理論や治療にうまく組み込んでいます。

本書で用いるアプローチは独自のものです。というのも、これは仏教のいう「マインドフル」に関わるテクニックについて、その概要を示したものだからです。あなた自身を変え、癒していく助けとなるでしょう。このアプローチは先ほどご紹介した四つの基本（心がマインドフルであること、身体がマインドフルであること、思想がマインドフルであること、感情がマインドフルであること）に基づいています。

マインドレスな食事のタイプ

本書は、体重に問題を抱えている人、自分が食べるものをコントロールできないと感じている人すべてに向けて書かれています。つまり、マインドレスに食べている人すべてに向いているといえるでしょう。以下にご紹介する大まかな分類は、不注意な食べ方をしている四つのタイプの人たち（慢性的にマインドレスなダイエットをしている人、マインドレスに食べる量が不足している人、マインドレスに食べすぎている人、マインドレスに混乱した食事をしている人）について説明しています。

多くの人びとは人生のさまざまな時点において、マインドレスな食事に対処した経験をもっています。子ども時代、高校時代、恋愛関係の真っ只中で、もしくは妊娠中に経験したという人もいるかもしれません。本書では、これらの人びとを「慢性的にマインドレスなダイエットをしている人たち」と呼んでいます。

慢性的にマインドレスなダイエットをしている人たちよりも、解決がより困難で大変な問題に直面している場合がしばしばあります。食べる量が多すぎる、または少なすぎる、慢性的に食事に問題がある、いわゆる摂食障害のタイプです。この病にはそのほかの心理学的問題が合併しており、その状態を全面的に改める、もしくは病気を根本的に変えていくには、より高いレベルで意識し、集中的に取り組んでいくことが必要です。

以下の節でご紹介する特徴が馴染みのあるものに感じられる人は、おそらくなんらかの形で食事の問題を経験しているのではないでしょうか。しかし、現れ方は人によって異なります。食事の習慣にはよく似た点がみられることもありますが、マインドレスな食事には、人によって固有の特徴や現れ方があります。それらは本人の生活経験、文化、家族によって形づくられるのです。したがって、以下にあげるすべての特徴にぴったり一致する必要はありません。マインドレスな食事のなかに、いくつか自分と一致するタイプもある、という場合のほうが多いのではないでしょうか。

慢性的にマインドレスなダイエットをしている人

第一子の出産後、アレックスは一五ポンド（訳注　六・八キログラム）体重が増えました。新しいダイエットが流行するたびに熱心に試しました。そして新しいダイエットのコツを探し求め、それこそ骨と皮になるほど痩せようとしたのです。出産後二年間、彼女は一枚も新しい洋服を買いませんでした。一〇ポンド痩せてもっと小さいサイズの服に合うようになるまで、服を買うのを待ちたかったのです。ぺったんこのお腹で、セクシーな小さな黒いドレスを着ている夢を思い描きました。彼女は食事から砂糖、脂肪、炭水化物を一切除去した経験もあります。ときには絶食したことさえあります。ある「ミラクルダイエット」をした際には、キャベツのスープ以外は一切口にせず、数ポンド痩せましたが、その体重を維持できませんでした。

これらのダイエットが最悪なのは、それらが彼女の生活スタイルという点から、まったく非現実的だったということです。彼女は炭水化物の摂取を減らそうとしても、昼食を手軽なサンドイッチですませるなどできませんでした。さらに、パスタとベーグルパンなしで生きていくなんて、とても我慢できないことに気づいたのです。また、無脂肪アプローチ（ダイエット方法の一種）を用いたときには、量的にはたくさんのものを食べたのですが、あまり満足した気持ちになれませんでした。しかも通常無脂肪食品には、味を補うために砂糖がいっぱい入っています。そのため、砂糖の入っていない食品を見つけるのは大変でした。

どのダイエットも道理にかなっていませんでした。そのため彼女はいつも中断してばかりいました。その後またダイエットに戻るのですが、するとほかの人びとから文句が出ました。どの料理を出したらよいのか検討もつかないため、彼女を食事に招待できないからです。しかも彼女の会話は衝動的で、話す内容は退屈なものでした。ダイエットに背いて食べてしまうと、いつも自分を批判ばかりしていたのです。

◆慢性的にマインドレスなダイエットをしている人の特徴

心

●食物の摂取について警戒心が強く、食品ラベルを詳しく調べる。
●食べ物を「良い」または「悪い」に分類する。
●健康に良いということよりも、減量を念頭にして食品を選ぶ。
●ダイエットを始める前に大量に食べ、ダイエットなどほんの短期間しか続かないことを確信している。

身体

●次々と新たなダイエットをとっかえひっかえ繰り返すため、常に体重が上下に変動している。これは長期的にみて非常に不健康である。
●絶食し、食物摂取を不健康なレベルまで切り詰める。
●自分の身体が望んでいることに耳を傾けない。

思想

●カロリー、一人前の料理の分量、ダイエットのコツについての情報をたくさん知っている。

●栄養的な必要性を無視する。
●自分には達成すべき理想の体重があると信じている。
●しきりに食べ物について話し、考える。
●食べるという経験、もしくは喜びよりも、食べ物のカロリー的な価値についてより考える。

感情

●自分の身体を太っていると感じ、不満を示したり嫌悪感を抱いている。
●食事行動に左右されて気分が動揺する。
●ダイエットの決まりを破ると罪悪感に駆られる。
●他人の身体を検証し、しきりに鏡をチェックする。
●ダイエット用の食事以外のものを食べると、まるで不正を働いたかのように感じる。
●自分の体型をなかなか受け入れることができず、誰かほかの人の身体を得たいと思っている。

マインドレスに食べる量が不足している人

フィオナの食事問題は七学年のときに始まりました。彼女はクラスでいちばん早く思春期に達したので、胸や急速に変化していく身体のことでひどくからかわれました。そのため彼女は他人にとやかく言われるのを避けようと、だぶだぶの服を着ました。曲線を描いた自分の体型に対する関心を退けようとしたのです。

成人期早期、フィオナは食べ物に異常なまでにこだわるようになりました。無脂肪でない限り、コーヒーにミルクを入れるのを拒みました。本物の砂糖を使って余分に一〇カロリー摂るのを避けるために、シリアルには人口甘味料を用いました。ひとつかみのポテトチップスを食べただけでも、一日中、罪悪感の嵐へと一気に落ち込んでいきました。彼女は、自分が食べるものをほかの人たちが批評していると信じていました。そのため、他人の前で食べることに特に苦痛を感じました。彼女の友人や親戚は、彼女が痩せすぎて見えるといって、絶えず小言を言いました。しかしどれほど痛々しく痩せているか、他人に何と言われようと、自分を太っていると感じ、楽しく食べることができなかったのです。

◆マインドレスに食べる量が不足している人の特徴

心

- 食物摂取を制限する、または赤身の肉、チーズ、もしくは小麦製品一切など、食品群を丸ごとすべて除去する。
- 食事の儀式、もしくは反復的な食事習慣を頑ななまでに守っている。例えば、冷凍の食事しか食べない、毎日同じ時間に食べる、など。
●完全であることを強く求める。

身体

●体重が著しく減少した経験がある。
●新陳代謝が低い（身体が食物を非常にゆっくりと燃焼する）。
●心拍数や体温の低下、無月経など、身体的にさまざまな影響が出ている。
●ほとんど常に眠い、集中力に欠ける、エネルギー不足。

思考

●外見に気をとられている。
●他人から体重が多すぎると言われるわけでもないのに、太っていると感じる、もしくは否定的な身体イメージを抱いている。
●これか、あれ、どちらか一方、黒か白、といった融通性に欠けた極端な考え方をする。
●体重や自己について常に批判的な判断をする。

感情

●自分を太っていると感じ、不満を示す、かつ、または嫌悪感を抱いている
●食事行動に左右されて気分が動揺する。

●ダイエットの決まりを破ると罪悪感に駆られる。
●他人の身体をチェックし、しきりに鏡を見る。
●自分が決めた食事以外のものを食べると、まるで不正を働いたかのように感じる。
●自分の体型をなかなか受け入れることができず、誰かほかの人の身体を得たいと思っている。

マインドレスに食べすぎている人

ジェシーは自分のことを、ぽっちゃりした子どもだったと説明しました。同じ町内の子どもたちは彼女に「ずんぐりむっくり」というあだ名をつけました。彼女の家では、食べ物というのは極めて複雑な問題でした。彼女の父親はホロコースト（訳注 ナチによるユダヤ人の大虐殺）の生存者で、飢餓を強制された影響を経験しています。そのためジェシーに対しては、できるだけ多くを食べるよう勧めました。彼女の母親はイタリア人です。豪勢で手の込んだ料理を頻繁に食卓に並べることが彼女の愛情表現でした。概してジェシーの一家は黙々とディナーの食卓を囲むのが普通でした。おしゃべりをするよりもたくさんの量を食べようというわけです。

大人になり、ジェシーは「普通に」食べよう、と常に努力してきました。彼女は自分の空腹を「ガツガツに飢えている」「いくら食べても食べたらない」と説明しました。ケーキ、袋入りのクッキー、ベーグルパン、アイスクリームを買いだめしていました。これらの食べ物はデザートか、もしくはおやつとしてしか食べない、と自分に誓っていました。ところが平然と一晩にケーキを丸ごと一個平らげてしまうのです。しかも、そのようなことは決して珍しいことではありませんでした。クッキーを一つ食べるというのは危険なことでした。というのも、一袋全部食べてしまうまでやめられない気持ちに駆られるからです。彼女の食事は「良い」ものでした。ただし、その日職場でつらいことがなかったならば、の話です。職場で何かつらいことがあった日には、夜遅くむちゃ食いをして気分を切り替えました。むちゃくちゃに食べることで、自分の能力不足に対する思いにいつまでもこだわらないようにしたのです。しかし当然のことながら、むちゃ食いのあとには、ひどい罪悪感に苦しみました。

◆マインドレスに食べすぎてしまう人の特徴

心

- 自分の食事がコントロールを逸していることを認識している。
- 自分は食べることをやめられないと信じている。

身体

- 食べ物への強烈な渇望を経験している。

- 決まった時間内に通常の量をかなり超えた食品を食べる。
- 食べる、噛む、そして飲み込むという動作が非常に速い。体重の増加、もしくは変動が激しい。
- 高血圧、疲労、呼吸困難、コレステロール値が高い、など。

思想

- 満腹を認識しても、とにかく食べ続ける。体重計、もしくは体重や減量について話し合うことを避ける。
- 体重は成功や失敗と結びついていると信じている。
- 自己や体重について強烈に批判的な考え方をする。

感情

- むちゃ食い行動をめぐり悩んでいる。
- 恥ずかしいという思いから、人前では少量しか食べず、ひとりでいるときは大量に食べてしまう。
- 体重が多すぎるせいで社会から見捨てられたように感じている。

マインドレスに混乱した食事をしている人

サムは、自分のマインドレスな食事パターンをルームメートのジムに指摘され、その深刻さを認めざるを得ませんでした。ジムは、自分がアパートにいないときにサムが自分の食べ物を盗み、買いだめしておいた棒キャンディをむちゃ食いしていることに気づいたのです。サムは自分の盗みを隠すためにお菓子屋へ走り、盗んだ品物を置き換えておくことがよくありました。それをジムに気づかれないようにと願っていたのですが、とうとう見つかってしまったのです。

サムは棒キャンディにガツガツと食らいつきながらも、やめなくてはならないということはわかっていました。それでもひらすら棒キャンディを自分の口に押し込み続けたのです。キャンディを丸まる一箱全部平らげてしまった後、いつもひどく恐ろしい気持ちになりました。結局、無理やり嘔吐するか、激しく運動するかして、むちゃ食いを終了したのです。

サムは、自分の食事問題にパートナーが気づいてしまうのではないかという恐怖から、人と関係するのを恐れました。前回のパートナーは、サムのあまりにも乱れた食事を改めさせようとしました。ジムは結局サムとの関係を解消しました。なぜならどの食べ物、またはどの人物が自分にとって良いのか、または悪いのか、わからなくなってしまったからです。

◆マインドレスに混乱した食事をしている人の特徴

心

●隠れ食いするための食べ物を大量に購入する。
●過食し、そのあとパージング（自分で誘発する嘔吐、過剰な運動、絶食、下剤や利尿剤などを痩せ目的で乱用すること）をする。

身体

●体重の極端な変動を経験している。
●過剰な量の食べ物を摂取したあとに長々とトイレへ行く。
●過剰な運動。大量の食品、下剤、ダイエットピルを購入する。
●顎のあたりが異常に腫れ上がっている。
●胃腸障害、飽満感、ガス、頭痛、喉の痛みなど、悪い身体的反応を経験している。

思想

●自分のことを非常に批判的、否定的に考える。
●自分の価値が体重によって決定されるものとしてとらえている。
●融通性のきかない考え方をする。

感情

●激しい気分の変動を経験している。

●太っていること、または太ることを恐れている。
●ストレスや不安にうまく対処していない。

これらのカテゴリーは、マインドレスな食事のタイプについて、あくまで一般的意味を示すものです。すべての可能性を余すところなくあげているわけではありません。これらは診断でもなければ、分類項目でもありません。食事傾向の概要を簡単に把握するための方法です。そして、マインドレスな食べ方のなかでも、最も関心を傾ける必要があるものをあげています。

これらのカテゴリーを参考にし、マインドレスにダイエットをしている人は、食べ物や自分の体型との長い間の関係を変えていく方法を求めていくことになります。また、食べる量が不足している人は、自分を批評せずに受け入れていく技能、情け深い思想、楽しみを感じる能力に食べ物が与える影響を学ぶことになるでしょう。一方、食べすぎてしまう人や混乱した食べ方をしてしまう人は、食べることに拍車をかけている感情が解明されると、貴重な洞察力を手に入れます。そして引き寄せられるように、コントロール技能や情緒的安定を学ぶ方向へと進んでいくようになるのです。

Part 1

心がマインドフルであること

心と身体、両方の健康を保つ秘訣は、
過去を嘆くことでも、
未来について悩むことでもない、
先の問題を案ずることでもない。
現在の瞬間を賢く、まじめに生きること、
それが心身の健康の秘訣である。
ブッダ

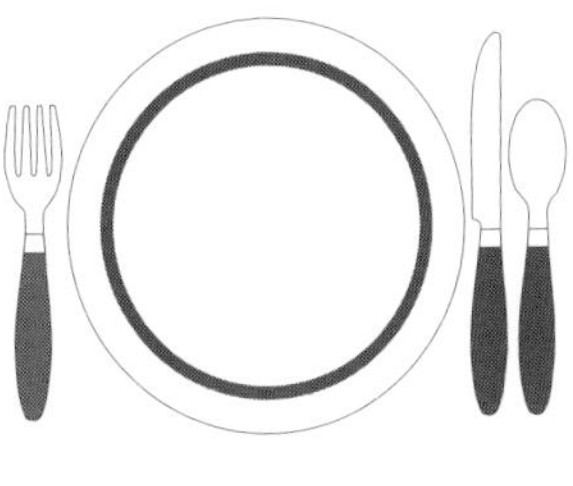

1　自分の心を自覚する

マインドフルであるための第一のステップは、あらゆることに、より自覚的になるということです。これは想像以上に難しいことです。自覚的になるというのは、思考や感情をあらかじめ心の前面へもってくるということです。さまざまなことが迅速に進んでいく世界に生きているがゆえに、自覚が曇ってしまうということはよくあります。つい、心のなかで起こっていることより「しなければならないこと」に注意が向くのは、それを優先すべきだと思ってしまうからです。でも自覚を研ぎ澄ませるのに努力など必要ではありません。なんの行動も必要ありません。何も変わる必要はないのです。どこに関心を向けるか、またはどこに焦点をおくかをもう一度再確認しようとするだけでよいのです。

自覚的になると、物事に対して意識的になるだけではなく、関心や感覚を集中させるようになります。マインドフルであるというのは鏡のようなものです。偏見やゆがみを排し、現在起こっていることだけをそのままに映し出します。ところが解釈しだいで、鏡に映し出された姿はゆがめられ、ねじ曲げられてしまうのです。ただ着目してみましょう。用心深く、意識的に関心をはらってみてください。

目の錯覚についてよく知っている人なら、目が人を惑わすということはよく知っているでしょう。感覚に基づいて周囲の環境を解釈するのが「心」です。情報があいまいなときや、解釈のしかたが二通り以上あるときには、どの解釈のしかたがよいか、選択しなければなりません。そんなとき、自分の過去の経験に基づいて情報を補うことがよくあります。その結果、実際にそこに存在するものというよりも、むしろ自分自身が目にしたいと期待するものが見えてくるということがしばしばあるのです。自分の感覚と、感覚によって得られる情報のすべてを研ぎ澄ますことによって、自分が見ているものを本当に検証することができます。充分な情報があれば、心はそこに存在しないものを創造する（または想像する）ことはないでしょう。

五感を駆使することはマインドフルな自覚には絶対に不可欠です。対象を自覚するには、「その存在はいったい何か」を確認する直前に一瞬だけ存在する純粋な自覚から始めましょう。このような例は自覚が、視覚、嗅覚、聴覚、味覚、および触覚を通して注意深い感覚へと急速に変化する際にみられます。ただしこのとき人はただ自分の経験に着目するだけで、このような自覚に関わることはありません。これがマインドフルの瞬間です。

あるクライアントは、自分の心を自覚する例を次のように語っています。彼女は、ちょうどラジオのスイッチを切るようにくだらないおしゃべりを頭のなかで切ってしまうのだそうです。そして自分の意識を食習慣へと向けるのです。自分の食べ方については何も変えることなく、ただひとつひとつの行動と食べている感覚に関心をはらうようにしたのです。これによってただ漫然とマインドレスにむしゃむしゃ食べることに対する自覚が高まりました。それ以前は、プレッツェルの袋を開けたことと最後の数口を食べ終わったことしか覚えていませんでした。その間の記憶は一切なかったのです。しかし、食事行動を重要なこととして心の前のほうに位置づけることで、食習慣を変えるためにはどんな方法が可能か注意して考えられるようになったのです。切ったばかりのリンゴのみずみずしい香り、またはグラノーラ（訳注　押しからす麦に干しぶどう、ナッツ、赤砂糖をまぜた朝食）のサクサクとした食感に関心をはらうことで、彼女は軽食をより楽しく、かつよりコントロールして食べることができるようになったそうです。

技能の習得　マインドフルに噛む

マインドフルな食事はまず、ペースを落とし自分の感覚を自覚することから始まります。快適で静かな空間とヒマワリの種がひと握りあれば、それだけでほかには何も必要ありません。この技術の習得では、ヒマワリの種の代わりに、レーズン、またはクッキーを使ってもいいでしょう。手のひらにヒマワリの種をのせてください。最初に、その色と形を自覚します。何が見えますか、静かに、心のなかで説明してください。種のそれぞれを比べてみてください。その外皮にある黒ずんだ部分、へこみ、柄模様を見てください。肌に感じるその重みや感触に注目してください。その種は軽く感じられますか、それとも重く感じられますか、ザラザラしていますか、それとも柔らかな感じですか、それらはすべて同じ形や大きさをしていますか、それともばらばらですか。次に、いくつかの種を指先ではさむようにして持ちます。種の縁や形、指先の感覚を感じてください。手のひらにのせていたときの感触と、指ではさんでいるときの感触を比べてください。今度は種を顔に近づけ、匂いを嗅いでください。その匂いを吸い込んだとき、心に何が思い浮かぶか、観察してください。記憶か、もしくはイメージが浮かんできますか。次に種を目に近づけ、さらに口のなかへ入れます。種のまわりでぐるりと舌を動かしたときに、どのような感じがするか、考えてください。種を噛んでみてください。唾液が出てきましたか、サクサクした食感がしますか。その味を観察し、言葉で表現してください。甘いですか、それとも苦いですか。どのような音が聞こえますか。顎が上下して種を噛むときの音、そして飲み込むときの音に関心をはらってください。頭のなかで「種」という言葉を言ってみましょう。種を飲み込む前に数回ほどその言葉を繰り返してください。種がのどを滑り落ちていくとき、どんな感じがしますか。

技能の習得

感覚を呼び覚ます

この演習も、未熟な感覚に接近し、それを観察する助けになるものです。怒りを感じているとき、もしくは何かが心にあることで圧倒されるような気持ちになっているとき、つまり、純粋な感覚をかみしめ、ただそれを自覚していることがとても困難な状況のことです。そういうときに、この演習が役立つでしょう。この演習はまず、感情に集中していくことから始めます。そのうえで、自分のまわりで起こっているさまざまなことに、もう一度関わっていくようにします。

- 息を吸って、吐く、という動きに集中します。リラックスしてください。ぐるりとあたりを回って腰かけてください。今、その瞬間に起こっていることだけに関心を向けるよう、心のトレーニングを学んでいるのです。
- 視覚から始めていきます。心のなかで「私には…が見える」と言ってください。まわりではどんなものが見えますか、観察してください。色、形、種類の対比、感触を確認してください。目を閉じ、心のなかで、先ほど目にしていたものを再現してください。

● 次は音です。心のなかで「私には…が聞こえる」と言ってください。まわりでどのような音がしていますか、言葉で表現してみてください。

● さらに匂い、味、そして感情へと進みます。自分の感情を把握できたら、心のなかで「私は…を感じる」と言ってください。そしてその感情に名前をつけて分類してください。ただし、相反する複数の感情を同時に感じることもある、ということは覚えておいてください。例えば、幸せと悲しみを両方とも同時に感じることもあります。

● あくまで感じるだけにして、分析したり解釈したりしてはいけません。

この演習は、頭のなかに浮かんだ思考からすばやく離れ、周囲の環境に対する自分の身体的感覚を大切にすることを目的としています。手に持った本書の感触を感じてみてください、どのような匂いがしますか、注意を傾けてみましょう。今、座っている椅子の座り心地はどうですか。床を両足で押してみてください。壁の色、絵のすみずみまで観察してください。

2 心に浮かんでいることを観察する

自覚を呼び覚ましたら、次は一歩退いて心を観察します。心は常に変化しています。考え、夢をみ、計画し、見積もりを立て、情報を処理し、じっくりと考察する、これらは頭のなかで起こっていることのほんの数例にすぎません。心にはたくさんの内容、すなわち要素が詰まっています。しかし私たちは、それらに基づいていつも自分がどんな行動をとっているか、何をしているのか、ゆっくりと観察することはほとんどありません。

観察するというのは、頭のなかで起こっていることをまさに絵を描くように言葉で説明していくのに似ています。しかし、良く見せようとして、よけいにひと塗り加えたりしてはいけません。気に入らない部分を消してしまってもいけません。このように見えるべきだ、と描いていくこともやめてください。観察するというのは、判断や変更を加えることなく、対象をあるがままにただ見るということです。心を見つめるというのは、一歩脇へ退いて、その内側を見ることにも似ています。ポットのふたを外してのぞくような感じです。ただ心のふたを外し、心の内側をのぞくだけです。心のなかでは何が煮えているでしょうか。ただ見つめてください。

それではここで、ある典型的な例をご紹介します。これはマインドフルな食事パターンを自覚できるようになるためのものです。マインドフルな食事演習を行っていた女性がこんな話をしてくれました。「私はお気に入りのデリカテッセン（訳注　料理済みの食品や外国産ハム・チーズなどを売る店・売り場）で何を注文するか決めるのに十分もかかりました。そして自分の欲求不満と優柔不断を自覚しました。どうしてこんな簡単な決断でさえこうも手間どってしまうのか、妨げとなっているものはなんだろう、と偏見をもたずに注意深く理解しようとしました。自分をよく観察しました。そして思ったんです。『私は今、自分自身と交渉しているんだわ。ただ空腹を満たすことだけを考えているんじゃない。自分自身と契約をしようとしているんだ』って。例えば『今ここでハンバーガーを注文しなかったら、あとで棒キャンディを食べてもいいわよ。もしハンバーガーじゃなくてチキンにするなら、それならスープも併せて注文してもいいわよ』って。こんな交渉をしていることに対して、自分を批評したり批判したりはしませんでした。ただ自分の『交渉戦術』をよく観察し、そのうえで決めたんです。こんな交渉はやめて、ただ賢く選択していくのが最も賢明なんじゃないか。そして実際、そうしてみたんです」。

自分自身に向かってどのようなことを言おうと、その言葉にとらわれずに自分の経験を確認し、観察することが重要です。例えば、今、地下鉄に乗っているとしましょう。誰かがあなたの足を踏みました。あなたはそれを、ついうっかりして、ととらえるでしょうか、それともわざとしたと感じるでしょうか。いずれにしてもあなたがどのような痛みをどれほど感じるかということに変わりはありません。でもそれをどう解釈するかによって、気分は劇的に異なるでしょう。このように、経験をどう判断するかというのは、非常に大きな影響力をもつものなのです。

技能の習得 飢えた心と満たされた心を観察する

通常、人は空きっ腹のときには食べ物のこと以外何も考えられません。空腹感はあらゆる思想をすべて打ち消してしまいます。空腹を満たすこと以外、頭のなかから一切排除されてしまうのです。空腹に気をとられ、その瞬間のことに目が向かなくなります。自分の経験を観察し、描写することができなくなってしまうのです。

それでは次の演習を行うために心の実験を行ってみましょう。満腹のときと対照的に空腹のときには、自分の内外でどのようなことが起こるでしょうか。ただ観察してみてください。できるだけ注意を集中させ、言葉で説明してください。思想、感情、身体を観察してみましょう。

✤飢えた心の観察　飢えた心が関与する活動には次のようなものがあります――どのようにして食べ物を得たらいいか計画を立てる／おやつのことを夢に描く／注意散漫な気持ちがして集中できない／満たされていない気持ちがする／匂いに気が散る／同僚が昼食に出かけていくのに聞き耳を立てる／時計を気にする。

✤快適に満たされた心の観察　快適に満たされた心が関与する活動には次のようなものがあります――満たされた気持ちになる／仕事に集中できる／幸せで、穏やかな、満たされた気持ち、温かく、くつろいだ気持ち、思いやりがあり、敏感な気持ちになる。

3　一瞬一瞬食べる

マインドフルな食事をとるというのは、食べるというプロセスに心を完全に集中させるということを意味します。一瞬一瞬そのプロセスを受け入れ、今のこの瞬間に集中します。まずは食べ物をよく見つめることから始めます。色や形の違いに着目します。自分の前にあるものをよく理解してください。食べ物のすべての面に着目します。トマトの鮮やかな赤色から、ヨーグルトの滑らかで柔らかな質感まで、すべてです。どのようにスプーンやフォークに手を伸ばすでしょうか、そのようすにも着目します。食べ物は自動的に口のなかにおさまるのではありません。身体全体が関与して、食べ物が口に運ばれるのです。ナイフやフォークをつかみ、持ち上げて、肉を切るという動作を意識します。口を開け、そして閉じたとき、どのような感じがするか、着目してみましょう。どのように食べ物を噛みますか、その食べ物はどのくらいの温度ですか、味はどうでしょう、これらのことによく注意しながら食べ物を飲み込んでいくこと、それが「一瞬一瞬食べる」ということです。食べ物のジュージューという音、もうもうと湯気を上げて蒸されている音、噛んだときのサクサクという音、ストローでチューチュー吸い込む音、聞こえてくる音を認識するということ、それが一瞬一瞬食べるということなのです。

一瞬一瞬食べることで、食事がより楽しくなるだけではありません。これはむちゃ食いや食べすぎを減らすのに不可欠なことでもあるのです。ある女性はいつも次のように心配していました、「欲望に負けてしまいそうなときにむちゃ食いをしないですむには、どうしたらいいの」。食べ出したらむちゃ食いをすることになる、彼女はそれまでずっとこのパターンをたどってきたのです。チョコチップクッキー、彼女にとってそれは麻薬に手を出すようなものでした。チョコチップクッキーを一枚食べようものなら、決まってコントロールを失ってしまいます。食べすぎてしまうのです。そのため食べ物に対する恐怖をいっそう強めるだけでした。この心配を和らげるために、彼女はマインドフルな食事の技能を活用しました。それは食べるプロセスをゆっくりにするという技能です。クッキーの甘く芳醇な味、よだれが出てきそうなよい香り、柔らかくとろけていく感触を充分に堪能しました。そうして自分の身体の反応を本当に実感したとき、その喜びを理解できるようになったのです。

彼女は食べ物についてじっくりと考えていくなかで、思う存分クッキーを食べたいという欲求が実は豊かさに欠けている自分の生活に関係していることに気がつきました。自分を解き放ち自由に喜びを感じたい、という求めだったのです。これに気づくことでむちゃ食いをしたいという願望が少しずつ消えていくことに気がついたのです。こうして彼女は食べ物に過剰に溺れたいという欲求にのまれなくなりました。

技能の習得 ゆっくりと食事をする

ゆっくり食事をとるには、いつも行ってきた方法を変えなければなりません。ふだんフォークやナイフを使って食べている人は、代わりに箸を使って食事をしてみましょう。箸を使うと、少量ずつ取り分けて口に運ぶことになります。ゆっくりと食べることになり、食べ物により注意深く目を向けるようになるのです。箸に触れてみてください。その状況を言葉で説明してみましょう。指が曲がり、箸を握る感覚を感じてください。最初は思うように食べ物をつかむことができないかもしれません。でもあきらめずに挑戦し続けてください。食べ物をつかみ、自分の口に入れるというのはどんな感覚ですか。一瞬一瞬をよく観察してみましょう。ひと口ひと口を経験のなかの一枚のスナップ写真と考えてみてください。

4 マインドフルな食事――食べ物についてじっくりと考える

かつてマクドナルドは、古代の旧跡であるスペイン階段の地下にレストランを開店する提案をしたことがあります。この提案に対し、地域の人びとは激しく抗議しました。住民はなぜそれほどの反感を抱いたのでしょうか。イタリアでは長い時間をかけてゆったりと食事を楽しみます。そのようなところにマクドナルドのような店が出店したらどうでしょう。食に関する貴重な文化的価値観が脅かされてしまいます。食べるというのはひとつの経験です。大急ぎですませてしまうものではありません。そんなに慌てて行うべきものではないのです。ところがアメリカの文化では、ゆっくりと食事をとることとはまったく正反対の姿勢を強調する場合があります。これは「ファーストフード」という言い回しにつきものの姿勢といっていいでしょう。

ペースを落とすというのは、忙しい人にとっては馴染みの薄い概念です。いくつかの事柄を同時進行でこなしていくほうが効率がいい、とみなされるのです。例えば料理をしながら電話で話をする、などがその例でしょう。一度にふたつ以上のことを行うと混乱を招き、複雑な状況になります。プレッシャーが高まり、集中できなくなることがよくあります。極端な場合には注意力が散漫になって危険を招くこともあるでしょう。食べながら新聞を読んだり、おしゃべりをしたり、テレビを見たり、音楽を聴いたりしていると、時には食事をしていることさえ忘れていることもあります。これは自分の食事によく注意を向け、賢く食べ物を選択する能力を著しく妨げます。どうしても一度にふたつ以上のことをしたい、という強い欲求に駆られるということは、瞬間瞬間にひとつの活動に関心をはらうことがとても難しいということを表しています。

例えば、アレックスの食習慣では便利さが大きな位置を示しています。彼女にとって大切なのは「手に持って移動できる食べ物」です。しかし注意深く関心を傾けて食べるには、ひとつの場所に腰をおろし、経験していること全体に関心をはらわなければなりません。そのため、eメールや電話のメッセージに応えながら昼食をとるのではなく、一度にひとつのことをせざるを得なくなったのです。食べるときには食べるだけです。彼女は食べるという行為とそのプロセスに集中しました。これにより、彼女と食べるという経験との結びつきは劇的に強まりました。食べ物の味を本当に味わったのです。そして彼女の脳と胃は、食べ物が身体に入ったという事実を記録し、満腹になると明らかなメッセージを彼女に送ることができるようになりました。しかも仕事と食事に対する関心を別々にしたところ、ミスを犯すことも少なくなったのです。

技能の習得 マインドフルな食事

まずは、朝食、昼食、または夕食のいずれかの食事から始めましょう。どこで食べますか、自宅のキッチンにしますか、それとも職場のランチルームにしますか、特定の場所を選んでください。そのこで静かに腰をおろしてください。気が散ることは一切避けましょう。例えば、食事の途中で立ち上がってはいけません。食べ始める前に、食べようと思うものをすべてテーブルの上に用意してください。電話が鳴っても出てはいけません。マインドフルであるためには、関心をすべて食べることに集中させることが必要です。無意識のうちに機械的な行動をとるのではなく、ひたすら自分の行動に徹します。何をするにしろ、自分の行動を完全に経験することに専念してください。

マインドフルについて指導するとき、よく生徒にウォーキングエクササイズを行うよう指示します。これには、心をひとつの活動だけに注ぐことがとても大切であるということを実感してもらう意図があります。何かほかのことを考えていて心が集中していないと、その生徒の歩き方、歩く速度、脚の動きはすべて当人の自覚から完全に消えてしまいます。この演習は生徒に考えないようにすることを教えます。ただ歩き、観察する、それだけに専念するようにするのです。食べる際にも同様に、食事を楽しむプロセスだけに集中するのです。

5　マインドレスな食事の習慣を変える

融通のきかない食習慣は、マインドレスな食事を生む原因となります。同じことを習慣的に繰り返していれば、世界を簡単にすることができます。何を食べたらいいのかの判断に圧倒されそうになることがあります。そのため、自分の「好きなもの」「好きでないもの」、そして

「食べてもよいもの」に分類しリストアップし、何を食べたらいいか、簡単に決めたいと思うのです。

体重が気になるときには、さらに別な分類を設けます。「太る危険が高いもの」、または「食べるのはよくないもの」などです。では、なぜそれを食べるのでしょうか。食べる理由を見失ったままマインドレスに食べるものを選択し始めるというのは、良くない習慣です。深く考えもせず、本当の喜びを感じないままに食べ物を消費してしまいます。マインドフルな食事習慣に基づくことなく、感情のままにメニューを限定してしまうのです。

私のクライアントのみなさんは一般的に食べ物を、安全か安全でないか、のふたつの群に分類します。食べ物はいったん否定的な部類に割り当てられると、その分類リストを作った本人がそこから外さない限り、その部類にとどまってしまうものです。例えばアミーは詳しく調べてみるまで、自分が健康な食べ方をしていると確信していました。彼女のメニューは主にサラダとプレーンベーグルというように、厳格に決まっていました。彼女はさまざまな食べ物を愛していましたが、これらふたつのものしか食べませんでした。低脂肪だから、というのが理由です。このふたつの食品だけを食べることで、「何を食べるべきか」という精神的負担となる質問に対し、大して考える必要もなく即答できるようになりました。彼女にとって、チーズ、肉、アボガドは恐怖でした。なぜなら脂肪を多く含んでいるからです。これらの食品への不安から、絶対にそれらを口にしようとしませんでした。このようなものを食べたら即刻体重が増えてしまう、と信じていたのです。

マインドレスな食事習慣のおかげで、彼女はその瞬間は罪悪感から解放されました。しかしこれにより、問題は長引いてしまいました。彼女は自分が食べるものに飽きてきました。そしてもっと問題だったのは、このような方法をとったことで、大事なたんぱく質、ビタミン、ミネラルの摂取量が減ってしまったことです。その後彼女は、さまざまな食べ物を「食べることができない、食べるべきでない」とする自分の信念に悩み始めました。皮肉にも、このせいで怒りすら覚えるようになったのです。どの食べ物なら食べてもいいとするか、彼女は自分自身と戦いました。そして彼女のエネルギーは消耗され、彼女は食べることの喜びを感じなくなってしまったのです。

技能の習得 新しい食習慣の確立

① ふたつの食品リストをつくりましょう。ひとつは、あなたがマインドフルに食べる食品のリストです。そしてもうひとつは、あなたがマインドレスに食べる食品リストです。マイ

ンドレスに食べる食品は、あなたが避け、制限しているもの、「悪い食べ物」と定めているものです。強い罪悪感を引き起こすか、それとも食べすぎやコントロールを逸した食べ方を招くかのどちらか、もしくは両方の引き金となるような食品です。マインドフルな食品も何がしかの感情を引き起こすかもしれません。しかし大方、好ましい感情か、もしくは良いとも悪いともいえない感情です。マインドフルな食品は、ためらいや恐怖を感じることなく、快く食べることができます。食品をこのような決まりごとに意識的に分類することができないとしたら、心のなかで反発を感じているのかもしれません（「心配のない食事」対「罪悪感、ストレス、もしくは恐怖へといたる食事」）。これらの食品の決まりごとそれぞれが、自分に対してどのような反応を引き起こすか知ることが重要です。どのような行動にしろ、行動を変えていくための第一ステップは、その行動に対してより自覚的になることです。これらのカテゴリーを意識し、慎重に考えることなのです。

②

次に、このふたつの分類からどのようにして食べ物を選び出していくかについて考えます。クッキーから「悪い食べ物」というレッテルを取り外しましょう。それに何か目的を与えるようにするのです。目的がおやつを食べることなら、マインドフルに噛んでそのクッキーを食べればいいのです。もしくは甘いものへの渇望を満たすためにそのクッキーを利用する、としてもいいでしょう。または、一日一回に食べるクッキーの量を決めてはどうでしょう。まずはマインドレスに食べてしまう食品から始めていきます。これがうまくいったら、これまでふだんの食事から完全に排除していた食べ物、もしくは食べることを非常に恐れていた、またはどうにも食べる気持ちになれなかった食べ物を試してみましょう。あなたの恐怖を克服してください。

③

ふだんの習慣から脱しましょう。食料雑貨店へ行って、毎週毎週同じ品物を買いますか、それともお買い得品を求めて通路を大急ぎで走りますか。いずれにしても何かいつもとは違うことをしてみてください。マンゴー、パパイヤ、アジア系梨など、外国産の果物をじっくり考えて買ってみてはどうでしょう。グルメ向きの全粒粉パン（訳注　ふすまを取り除かないでひいた完全小麦によるパン）に挑戦してみてはどうですか。スパイスを加え、食事に変化をつけてもいいですね。ひとつひとつの品物をマインドフルにじっくり検証しながら、店のなかをすみずみまで歩いてみましょう。パッケージを手にとり、裏返してみてください。フルーツの香りを嗅いでみましょう。すべてをよく調べたうえで、新しい食品を買ってください。

6 つらさから離れずに感じてみる

仏教の考えによると、苦しみから逃れたいという願望は、マインドレスな食事を引き起こす情緒的根源のひとつであるとされます。食習慣を修正するというのは、心と、心の状態に非常に大きな負担をかける可能性があります。マインドレスなお決まりの習慣にのっとって食べていれば、自分のさまざまな問題のことなど簡単に忘れられます。自分とのつながりを断ち切ってしまえるのです。マインドフルな食事をするには、席に着くたびに「私は自分の食事を変えていくことにしたのよ。どんなに大変でも最後までやり抜いてみせるわ」と意識的に自分自身に言い聞かせる必要があります。

あるクライアントがこんな話をしてくれました。自分がいかにして恐怖から身を隠してきたか、恐怖に向き合う必要性を一度も理解せずにきてしまったかを、ケニー・ロジャースの『The Gambler』という曲の歌詞になぞらえて語ってくれたのです。彼女は自分の力を最大限発揮しても、正確に恐怖を見定めることができない状態にありました。歌詞にあるように、まさしく恐怖を「つかみ」「たたんで」「やりすごす」すべが見つかりませんでした。いつ恐怖から逃げていいのか、逆にいつ一歩も退くことなく自分の恐怖に向き合ったらいいのか、判断できずにいたのです。

戦士でもない限り、この世で生き延びていくための手段として「逃げる」という道を選ぶのは当然です。論争、つらさ、対立、困難な課題、不安、これらはときとして非常に耐えがたいものとなります。しかしマインドフルであるというのは、「人生から逃げてはいけない。たとえ耐えがたくつらいものであろうと逃げてはならない」とすることです。経験をそのままに受け入れてください。逃げようとして向かった先では、もといた場所以上にたくさんの問題が起こることもあります。いったいどのようなことに対して、つらさを感じているのでしょうか。状況を完全に理解しないままにそのつらさから逃げ出してはいけません。逃げ出す代わりに、その痛みをしっかりとつかまえてください。進んで受け入れることによって、マインドフルになってください。そのつらさがいったい何についてのものかがわかれば、それに耐え抜く解決策を突き止められるでしょう。

ターニャは性的な関係になることに恐怖を抱いていました。そしてその恐怖について話し合うためにセラピーを受けることにしました。彼女はそれまで不審とも思えるほど同じデートパターンを繰り返してきました。相手と性的な関係になると、即刻逃げ出してしまうのです。マインドフルなアプローチから考えると、彼女はいったい何からマインドレスに逃げているのか、詳しく探ってみる必要がありそうでした。そして結局、彼女が恐れていたのはセックスではないということが明らかになりました。彼女は自分の女性としての身体に対する違和感や自信のなさにうまく対応できなかったのです。彼女は、自分が付き合っている男性が彼女の身体に愛想を尽かすのではないか、と恐れていました。体重を減らせばもっと自分に自信がもてるようになると期待していたのですが、実際減量してもそうはなりませんでした。ターニャは健康でしたし、体重も理想的でした。しかし自分の感情と批判的な自己評価に対処できなかったのです。貧困なボディイメージもさることながら、恋愛関係に問題を抱えていたことで、ますます落ち込んでいったのです。

技能の習得　余分なことを捨て、心をすっきりさせる

机が散らかっていたら、最初に何をしようと思いますか。とにかくまず片づけようと思うのではないですか。書類をきちんと積み重ね、散らかったものをどかします。スペースをつくることで安心できるのです。問題を避けるのではなくそれに向き合うということは、どこか別に座る場所を見つけるということではありません。むしろ散らかった机を何とか使える状態にすることに似ています。まずは自分の手にあるものから取り組んでいくということです。

逃れようとしている、もしくは避けようとしている感情、思想、問題はありますか。何も手を打たなくても、そのまま徐々によくなっていくだろうと願って、脇に退けてしまってきたことはありませんか。数分ほど目を閉じ、自分が逃げようとしてきた問題を整理する時間をつくってみましょう。このとき、自分の心を机になぞらえてイメージするといいでしょう。あなたの心はどんなようすですか、最も散らかっているのはどの領域ですか、不要なものや嫌な感情を引き出しのなかにぎゅうぎゅう押し込みますか、整頓しなくてはという衝動に駆られますか。どのような感情であろうと、生じてくるがままに受け入れてください。それは怒りや欲求不満かもしれません。つらさということもあるでしょう。それを改めるにはどうしたらいいか、と考えてはいけません。何を感じようと、感じるものをただ認めてください。そしてその感情をじっと見守ってください。心をかき乱しているものをただじっくりと検証してください。

7 今を生きる

私たちは今のこの瞬間を生きるよりも、過去の記憶もしくは未来の幻想にとらわれてしまいがちです。このように過去や未来にとらわれたものの考え方をしていると、ついつい今のこの瞬間に本当に存在することができなくなってしまいます。その結果、「…すべきだったのに」、もしくは「…まで待たなければならない」といった状態のなかで生きていくことになります。「まさしく今、ここにいる」という生き方ができなくなってしまうのです。現在の瞬間こそが、今まで生きてきた中で唯一の真に体験できる時間であるということ、この真実を自覚していることが大切です。

過去とは、幼い頃の思い出も、ほんのちょっと前口にしてしまった言葉に対する後悔も含んだ長い時間を指します。それは常に過去でしかなく、変えることは不可能です。変更の機会など存在しないのです。過去をじっくりと振り返ることは、自分自身をよりよく理解するためには役立つかもしれません。しかし、過去の反省が最も生かされるのは、それを受け入れる姿勢、過去を変えようとするのではなくむしろそこから学びたいと望む気持ちをもって臨んだ場合にこそです。残念ながら、過去について深く考えるときは、「…すればよかったのに」という批判的な気持ちで臨んでしまうことがほとんどです。さもなければ、もしこうだったら、と別の結果を仮定して過去の出来事を幻想したりすることが多いのではないでしょうか。

食事制限をしている人や慢性的に食べすぎている人は、予想以上に過去のつらい経験を引きずっているものです。あたりまえのことですが、このような記憶は、意識的に、もしくは無意識的に心のなかにずっと存在しているのでしょう。そして現在から引き戻してしまうかもしれません。過去を生きるよう誘い、「…すべきだった」ことを精神的に脚色し直そうとするのです。そのような人は、現在を生きることを楽しめるように、自分のつらさに対処し、癒すよう取り組んでいくことが大切です。

技能の習得 今この瞬間を生きる

この演習では、過去を解き放ち現在を生きるための仏教の瞑想の一種を学びます。これはディアーナ（Dhyana）と呼ばれるものです。心をゆっくりと落ち着かせ、ひとつの考えから別の考えへ飛躍しないようにします。自分の心を現在から引き離そうとする出来事は何か、考えてみてください。例えば、ある女性は昔の恋愛関係に対するこだわりをなかなか捨てきれずにいました。どんなことに対してであれ、何か嫌な気持ちになるといつも、かつての恋人の姿がまざまざと心に浮かんでくるのです。そして彼女の記憶は、今のこの瞬間に起こっていること以外の考えをのみ込んでしまいます。そのため彼女は落ち込んだ気分から抜け出せなくなってしまうのです。

瞬間瞬間を生きる力を奪ってしまうような考えはありますか。この演習では、そのような考えを選んで取り組んでください。自分の外見について、もしくは自分が犯してしまった過ちについて、いろいろなことが繰り返し浮かび上がってくる、という人もいるでしょう。不親切なことを経験し、そのことが頭から離れないという人もいるかもしれません。どのようなことについてでも結構です。繰り返し思い浮かぶ考えを選んでください。

次に、草に覆われた丘の斜面に小川が流れてくるようすを想像してください。そしてその小川のほとりに座って、水の上を葉っぱと小枝が流れていくのを眺めている自分を思い描いてください。自分の心は流れていく小川のようなものだと考えることができます。思想は常に流れていきます。葉っぱのようにです。川岸でその葉っぱを止め、水のなかから拾い上げることもできます。または、そばを流れていくのを見守っていることもできます。思想についても同じことがいえます。多くの思想のなかからひとつをとりあげ、それにいつまでもこだわっていることもできます。ほかの思想一切とともに流してしまうこともできます。自分自身、もしくは自分の身体についての否定的な考えが意識にのぼってきたら、まずはそれに注目してください。反応してはいけません。その代わり、その存在に目を向け、そのすぐそばを通り過ぎるようにしてください。過去について否定的な考えをもっている人もいるかもしれません。しかしそのようなことにくよくよしていたら、過去にはまったまま抜け出せなくなってしまいます。現在を生きることができなくなるかもしれないのです。どうしてもそのような考えに手を伸ばさずにはいられないという場合は、ちょっとつかむだけにしてください。そしてまた、もとの流れへポンと投げ捨てるさまを想像してみましょう。そのまま流してしまいましょう。今まさしく起こっているすべての出来事に、過去のひとかけらをつなげるようにします。今のこの瞬間、自分がどこにいるのか、それを認識するのです。

8 あなたの心には食べ物以外に何が浮かんでいるか

あるクライアントが非常に説得力のある話をしてくれました。胃の内側で小さな腫瘍が大きくなってきている恐怖にどうにも対処できなかったというのです。ガンではないかと恐れながらも、彼女は医師の診察を受けませんでした。それは良性の腫瘍だったのですが、二年後、非常に大きくなってしまい、一〇ポンド近くにまでなりました。もっと早く対処していれば、簡単で、ほとんど痛みもない外科的処置で取り除くことができたでしょう。しかしあまりにも長く放っておいたせいで、多くの健康問題や手におえない感情的問題、社会的孤立を引き起こしてしまったのです。これらの問題のどれひとつとして、腫瘍そのものが原因ではありません。いずれも腫瘍に関心を向けなかった結果です。最終的にこの女性は腫瘍を取り除くために大がかりな切開手術を受けなくてはならなくなりました。もしあのまま目を背けていたら、結局命まで奪われていたでしょう。

ガンとは違うものの、ある意味で誰もがみな、一種の腫瘍を抱えているといえるかもしれません。それ自体は命を奪うような問題ではありません。しかし恐怖心から、いつまでもこのような問題への対処を避けていると、それはよりいっそう速度を速め大きくなっていきます。ますます気持ちを落ち込ませていくのです。現在のつらさに向き合えば、未来のもっと大きなつらさを未然に防ぐことができます。体重問題、そのほかどのような問題にしろ、身体と精神のなかでひそかに広がりつつある問題に取り組むことで、心の知的な面（mind）と情緒的な面（heart）の双方の声に耳を傾けることになるでしょう。

本当に食べ物が問題なのでしょうか。実は食べ物は本当の問題ではなく、ほかの問題が目に見える形で表現されているということがよくあります。ではなぜ食べ物がほかの問題を明らかにする手段として使われるのでしょうか。食べ物ははっきりと目に見ることができ、手に入れることも簡単です。合法的で、常に存在するものです。しかも薬物やアルコールと異なり、効果が期待できる選択肢として社会的にも受け入れられています。

食べ物は人びとが毎日対処していかなくてはならないものです。それゆえに、食べ物は最もコントロールが難しい問題のひとつとなっているのです。アルコールや薬物ならば、自分の生活から全面的に排除することも可能です。しかし食べることをやめることはできません。マインドフルに食べるということは、食べ物の消費のしかたをいかに微調整していくかを学ぶことです。食べ物を排除する方法を学ぶことではないのです。

技能の習得 マインドレスな食事の基盤にある問題

北極海の真ん中に浮かぶ大きな氷山を思い浮かべてください。凍てつくように冷たい水のなかに潜り、氷山の果てを見にいくと想像してみましょう。マインドレスな食事の問題は氷山に似ています。この問題も、それがどれほど深く、またその裏にはいったい何が隠されているのか、非常にわかりづらいからです。一日に何度食事をとりますか、どのようなタイプの食べ物を特に消費しますか、その量はどれくらいでしょうか。これらはいずれも「氷山の先端」、自分の食物消費の目に見える一角にすぎません。なぜそれを食べるのか、という本当の問題は目に見えません。自分の内側をよく探ってみない限り、その答えは見つからないのです。

体重を減らしたい、と願う気持ちの下には、いったい何があるのでしょうか。あなたが体重を気にする最も大きな問題とは、いったい何なのでしょうか。自己評価が全般的に欠けているのでしょうか。「もし体重が一〇ポンド減ったら幸せになれる」と、理性もなく信じているのでしょうか。それとも自分の生活の一領域をコントロールしてみたいと願っているのでしょうか。基盤にある問題を無視していたらいったいどのようなことになるのかは、誰もが承知しています。表面下に潜む問題から目をそむけていたら、危険を招くおそれがあります。予想もつかない隠れた危険に陥りやすくなるのです。なぜマインドレスに食べてしまうのでしょうか。その理由を自覚すれば、どのようにしたらマインドフルに食べられるようになるかを知ることができるでしょう。

9 情け深い心をもつ

仏教では、人は情け深くあるべきだ、という教えがよく唱えられます。つまり実存しているものすべてに対して尊敬と愛情を示すよう求められるのです。自分もそのひとつなのですから、自分自身に対しても情け深い心をもつということを意味します。他者だけではなく自分自身の苦しみに対する忍耐、寛大、寛容、許しも含まれるのです。情け深い行動をとるということは、ねたみ、悪意、批判的態度、復讐願望を解き放つということでもあります。これらは、他人に対して自分自身に対して、より良い人生を過ごすためには欠かせない側面です。良く生きるための仏教の基本的な原則なのです。

ブッダは、自分自身に対して情けをもてないようでは他人に対しても真の優しさや思いやりを示すことはできない、と力説しました。この哲学によれば、自分は、全宇宙の誰とも同じくらい、自分の愛情を受けるに値するといえるでしょう。自分が誰であろうと、大切に扱われる必要があるのです。その権利があるのです。自分の問題について優しく情け深い態度を示せないならば、自分を大切に扱うことはできません。

今までに自分の食事問題について誰かに相談したことがありますか。あるという人はおそらく、自分自身に対して優しさを欠くということがいかに容易なことであるか、よくご存知でしょう。食べ物で自分をいっぱいにしてしまったとき、自分に寛大になったり、何か優しい言葉をかけてやることは難しいかもしれません。過食を大目に見ることは簡単ではありません。しかし自己批判は情け深さとは対極のものです。理解不足から自己批判に陥ることがよくあります。誰かの行動を批判したものの、その後事情をすべて聞いたところ気持ちが変わった、という経験はありませんか。思いやりのある姿勢が芽生えれば、自分の心の内側へと入っていけます。自分のつらさの複雑さを感じることができるようになるのです。

技能の習得
マインドフルに情け深くあるために

自分の生活において、もっと情け深くなったほうがいいところはどこか、決めてください。まずは自分に対してからです。自分に親切にしてください。何か問題を抱えているときには、批判的になるのではなく思いやりを示しましょう。マインドレスに食べてしまったら、「大丈夫よ」と自分に言ってください。そして情け深い言葉で話しかけてみましょう。食事に問題がある人はとかく他人に対して情け深い気持ちになるのが上手です。ところが自分に対してとなると、からっきしうまくいかなくなってしまいます。自分がほかの人に対してどれほど寛大か、考えてみてください。これを手本にして、マインドレスに食べてしまったときに自分にどのような言葉をかけてやったらよいのか考えてみてはどうでしょう。平和をもたらす一言は、そらぞらしい千の言葉よりもすばらしい、ブッダはそう教えています。情け深くなることで、問題を引き起こしている原因について深く考えることができるようになります。これを忘れないでください。批判でさんざん自分を叩きのめしたところで、自分自身にますます悪い感情を抱くだけです。問題を徹底的に考えることができなくなるだけなのです。自分を批判しても、またしてもマインドレスな食事のサイクルを繰り返すことにしかならないでしょう。自分に対して批判的になり始めたら、次のように考えてください。はっきりと言葉で示すことで、自己批判に対抗してください。

- 大丈夫よ、次はもっと楽にできるようになるわ。
- 本当に一生懸命がんばっているのよね、でも今日はすごく大変な日だったのよ。
- これは私のせいじゃない。またもう一度やってみよう。
- こんな気持ちのときにマインドフルでいるのは大変なのよね。
- 私は最高の友人よ、すばらしい人だわ。
- これが大変なことは理解している、わかっているわ。
- 誰だって過ちを犯すものよ。
- このことで苦しんでいるけど、いずれこの苦しみも過ぎ去っていくんじゃないかしら。
- マインドフルでいるのはひとつのプロセスなのよ、時間がかかるものなのよね。
- 自分にとっていちばん良いことを求めるようにしよう。

● 私は自分を愛している、何があろうと、何をしようと。

10 マインドレスなダイエットをやめる

一般的にマインドレスな食事というのは、ダイエットのことを指すといってもいいでしょう。ダイエットというのはマインドレスに生きる代表例です。マインドレスに食べていると、どうしても「今」を忘れがちです。ダイエットのつらさや苦しさを忘れ、未来の結果ばかりに関心を向けるようになります。ダイエットという言葉には、「ほかとは異なる時間の枠組み」という意味が暗に込められています。この枠組みのなかでは自分がどの食べ物を食べるか、敏感に自覚しています。その一方で、このような自覚を永遠に維持していく必要はないだろう、と考えているのです。ダイエットをしつつ、いつかもっとすてきな姿になる日、またもう一度「普通に」食べることができるようになる日を楽しみに待っているのです。

ダイエットをしようとすると、食べる食品の量や種類を変えざるを得なくなります。前にご紹介したマインドフルな食事の四つの柱（心、身体、思想、そして感情の四つのマインドフルの間の調和と釣り合いをとっていくこと）から目をそむけなければならなくなります。特に大きな打撃を受けるのが感情の柱です。ダイエットは食べることの喜びをとりあげてしまいます。おいしい食べ物、またはおいしく感じられる食べ物は「悪い」としならなくなります。さまざまなダイエット法のなかでも最もマインドレスなのは、食品群を全面的に排除するものです。例えば、炭水化物、乳製品、もしくは肉などを一切とらないよう指示するダイエットです。このようなダイエットは、そもそも味気のないものです。栄養的にもバランスを失ってしまうでしょう。ダイエットというのはつらいものです。楽しく食べることを禁じられたダイエットはきっと失敗に終わるでしょう。ダイエットした人のおよそ九五パーセントがダイエット後一年でまたもとの体重に戻っています。(18)

バランスのとれた栄養のある食べ物を摂取しないことに身体が否定的な反応を示したら、そのダイエットがマインドレスなものであることは明らかです。よくいわれることですが、ダイエットをしようとして突然炭水化物の摂取量を減らし、たんぱく質の量を劇的に増加させると、頭痛や震え、吐き気が起こることがあります。

不快な身体的症状が出たら、それは身体がちゃんと機能するために必要な食品を幅広くとらなくてはならないと知らせる明らかなサインです。不快な症状は、何か重要なもののバランスが失われているという知らせなのです。概して、マインドレスに食べる人は、ダイエットの不快さはそのうち消えていくだろう、と思い込んでいます。そのような不快さもそのうち単純に慣れてしまうだろう、と信じている人もいます。しかしダイエットというのは、心と身体のつながりを断ち切ってしまうことなのです。

かといって、マインドフルに食べるというのは、「何でも自分の好きなものを好きなときに食べる」ことではありません。そうではなく、マインドフルな食事の四つの柱を求めているのです。「コントロールを逸して食べると、身体と心は反乱を起こすでしょう。満腹も度がすぎると、空腹すぎるのと同じくらい不快に感じられるものです。食べ物をぎっしり詰め込むと、身体は緩慢な感じがしたり膨れ上がったような感じがしたりします。また、その両方を感じることもあるでしょう。心は自己批判でいっぱいになってしまうでしょう。罪悪感、自己嫌悪にさいなまれるでしょう。自分がたった今食べたもののことが頭から離れなくなってしまいます。どうしてあんなものを食べてしまったんだろうと、堂々巡りを繰り返すばかりです。

あるクライアントは食べすぎたときの感じを「詰め込みすぎのブリトー（訳注　トルティーヤという薄くて丸いとうもろこしのパンで肉とチーズを包んで焼いたメキシコ料理）のようだ」と話してくれました。両方のわき腹がこぼれ出てしまいそうな感じがするのだそうです。満腹になりすぎると自分の重い身体を動かすのが非常に困難になる、とも言いました。しかし食事をしている最中に自分の身体が発する合図に耳を傾ければ、このような事態を避けることができます。自分の身体に耳を傾ければ、どれだけ食べたらいいか、そしていつ食べ終わったらいいか、身体が教えてくれるでしょう。

技能の習得 マインドフルな食事の契約を結ぶ

マインドフルな食事アプローチを用いていくというのはひとつの選択であり、自分の中での契約です。そのためには、よく考えたうえで決断する必要があります。次にご紹介する契約はマインドフルな食事の基本原則の概要を示しています。快くマインドフルに食べていこうとする気持ちがあり、完全にダイエットを拒否する覚悟があるならば、まずはマインドフルな食事の基盤となる基本的哲学について学ぶことから始めましょう。

まず、以下の契約を読むことから始めます。これを書き写してください。書きながら、この言葉が自分の苦しみにぴったりと当てはまるようにしていきます。よく考えたうえで、署名をしてください。そしてその契約書をキッチンもしくはダイニングルームに貼っておきましょう。毎日目に触れる場所に置いてもいいでしょう。そうして何度もそれを読めるようにするのです。必要に応じて契約を変更したり、書き直したりしても結構です。

マインドフルな食事の契約

- 私はマインドフルに食べることに同意します。今後はよく考えて食べるつもりです。
- 食べることに対する自分の姿勢を完全に、常に変えていくことに同意します。ダイエットはうまくいかないと考えます。
- 何を食べるかについて、一瞬一瞬考えることに同意します。
- ひと口ひと口について味、舌触り、質、身体の反応、そして食べるときに経験する感じを大事にして、多層的にじっくりと考えることに同意します。
- ダイエットをしようと考えることをやめます。ダイエットに関するアドバイスや本を拒否し、自分自身に対して批判的にならないことでこれを実行していきます。
- ほかの人の食習慣、体重、体型について批判的な目で見ないことに同意します。
- 自分自身に対してやさしくすることに同意します。
- 自分の言葉にマインドフルになることに同意します。「制限すること」もしくは「禁じられた食べ物」などの言葉は、私の辞書から排除するつもりです。そして頭のなかでも、人と会話する際にも、「健康的」「自然の」「有機的な」「精力的にする」などの言葉を使うようにします。

●健康でマインドフルに生活していくことを自分のいちばんの目標とすることに同意します。
●自分自身と自分の身体をありのままに受け入れることに同意します。
●私特有の食事の困難に直面することに、自覚的であることに同意します。
●ダイエットを手放すということがどれほど不快で、恐ろしく、あやまちである、と感じていることを素直に受け入れます。

署名：

11 落ち込んだ気持ちにマインドフルに対処する

誰でもマインドレスな食事に陥りやすいものです。なぜならばマインドレスな食事の引き金として最もよくあげられるのが日々の生活のストレスだからです。

リンダは毎日午後六時に帰宅します。顧客になってくれそうな人へ勧誘の電話をかけ、ストレスがたまっています。お腹はペコペコです。コートを脱ぎもせずに、キッチンへ直行します。そのあとにかく何か口の中に詰め込もうと、手が届くものなら何でもわしづかみにします。そのあと夕食をとるのです。ある日、彼女が帰宅したとたんに電話が鳴りました。彼女は腰をおろし、その電話をとりました。そうしてそこに座ってその日のことを考えたのです。お腹がすいていることに気づいたときには、すでに二時間が経過していました。

リンダが本当に必要としていたのは、一日の緊張から気持ちをリラックスさせるための時間だったのです。彼女は空腹に応えるというよりも、むしろ緊張を解きほぐしてくれる方法として、帰ってくるなり即食べ物を求めていたのです（空腹など感じていなかったのかもしれません）。彼女はとにかく手の届くところにあるものなら何でも手当たりしだいにつかんでいました。このようすから判断すると、空腹よりもストレスのほうが大きかったことは明らかです。食べ物は心を慰めてくれます。苦しみを和らげてくれるでしょう。なぜなら食べ物は心のなかで起こっていることを即座に変え、関心の矛先を変えてくれるからです。ストレスの原因に直接対処するよりも、マインドレスに食べるほうが簡単なのです。

一方、ジェーンの場合、食欲がないのは単にひとつの問題からくる反応ではありませんでした。彼女の生活を圧倒していた多くの問題や激しいストレスに対する複雑な反応だったのです。

ジェーンは十代の頃、アルコール依存症の母親の面倒をみていました。母親を探しに午前三時にバーというバーをそれこそしらみつぶしに探し回ったこともよくありました。彼女は結婚したものの、あっという間に離婚してしまいました。彼女は気分屋でカロリー不足でした。睡眠にも問題があり、生活を楽しんでいるとはいえませんでした。食欲など皆無でした。かろうじてまともに動けるだけの量しか食べていませんでした。彼女がマインドフルでなかったことと彼女の問題との間に何か因果関係があったのか、それともさまざまな不幸の結果、このようにマインドレスに物事をとらえるようになったのか、判断するのは難しいことでした。友人たちは、彼女がひどいうつ状態ではないかと心配し、カウンセリングを受けるよう強く勧めました。

悲しみ、欲求不満、薬物乱用、ストレス、トラウマ、性的および精神的虐待、そして不安、これらはマインドレスな食事の原因としてよくあげられます。したがって、何か気分的な問題があるのかどうか確かめることは重要です。空腹感が急激に高まったり、逆に落ち込んだりすることが、うつ状態もしくは健康問題のサインであることもあります。食事問題というのは、当人が精神的苦痛を感じているということを外へ知らせる信号であることが多いのです。食べ物は激しい感情を一時的に和らげてくれます。このようなことが当てはまるという人は、カウンセリングが必要かもしれません。専門家の助けなしでマインドレスな食事のパターンをマインドフルな食事のパターンへ変えていくことは非常に難しいからです。

技能の習得
「問題を認識する」

① あなたの食事、あなたがマインドフルであること、これらに影響を及ぼしている生活上の問題とは何でしょうか。まずはそれを特定してみましょう。それが何かわかれば、次のような参考書を読むことが役に立つかもしれません。気持ちがふさいでいる、もしくは落ち込んでいるという人は、『いやな気持ちよ、さようなら』[3] をお読みになってみてはどうでしょうか。人間関係に行き詰っているという人は、Getting the Love You Want[9]がよいでしょう。また、不安や心配に駆られている、ストレスを感じているという人には、『不安からあなたを解放する10の簡単な方法―不安と悩みへのコーピング』[2] をお勧めします。もうひとつ、Full Catastrophe Living: Using the Wisdom of Your Body and Mind to Face Stress, Pain and Illness[10]も優れた書です。ストレスがたまっているという人、慢性的な苦しみを感じている人にはうってつけでしょう。マインドフルであることについて、および日常の生活のなかでそれをどのように活かしていったらいいか、もっとよく知りたいという方は、Eight Mindful Steps to Happiness[7]を参考にしてみてはどうでしょう。これはマインドフルである著者によるすばらしい書です。書店には多くの本が並んでいます。ぴっ

たり合いそうな本を専門家から薦めてもらってください。

② ストレスがあなたのマインドレスな食事にどのように影響しているか、明らかにしましょう。ストレス解消のためのクラスを受講してみてはどうでしょう。

③ 頼れる手段を総動員しましょう。身体や心の健康に関する書籍、ウェブサイトを参考にしてもいいし、専門家に相談するのもいいでしょう。

④ あなたの抱える問題を友人と話し合ってみてください。徹底的に検討してみましょう。他人の話に耳を傾ければ、誰もがつらさや苦しみについて同じような経験をしていることに驚くかもしれません。

⑤ 専門家に相談してみましょう。カウンセリングは、いったいどのような問題がマインドレスな食事を悪化させているのかを明らかにしてくれます。専門の相談機関に連絡し、紹介してもらいましょう。身体や心の健康評価を受けることは、食べる量が不足している人、逆に食べすぎている人、および乱れた食事をしている人にとって非常に重要です。

12 マインドレスに食べる量が不足していることと四つの基本

マインドレスに食べる量を少なくしているのは、過剰にマインドフルであるということ、もしくは食事のひとつの面、つまり体重を減らすためにカロリー摂取を制限するという面にだけ異常なまでにこだわっていることを意味します。マインドレスに食べる量が不足していると、痩せたいという願望ばかりに過剰に集中し、食べるということと生きるということ（栄養、健康、食べるという経験、食べるということに結びついた感情）のほかの多くの側面にマインドフルであることができなくなります。体重が増えてしまうんじゃないかという恐怖が、ほかのすべての要素を支配してしまうのです。そしてマインドフルに食べることができなくなります。自分にとってのダメージ（生理が来ない、骨が失われる、電解質のバランスのくずれ、髪のトラブルなど）を理解できなくなることもあるのです。

マインドレスに食べる量が不足しているというのは、むしろ非常にマインドフルであるということなのではないか、自分のダイエットに特に気を配っているあかしではないか、と考える人もいるかもしれません。しかしそれは誤った考え方です。なぜならマインドレスに食べる量が不足している人というのは、食べるということがもついろいろな経験の一側面だけに極度に集中しているからです。そのような人は空腹の合図を無視しています。食べ物の本来楽しめるはずの側面を遠ざけているのです。

マインドレスに食べる量が不足していると、マインドレスに食べすぎてしまうこと以上に健康上危険な状態に陥るおそれがあります。長期間にわたってミネラルやビタミンが不足していると、身体の衰弱いっそうひどくなります。しかも、このような行動の危険性は痩せたいという願望のかげに隠されてしまっています。マインドレスに食事をしているときの表面的な姿と、そのような食べ方をしている人が心の内側で感じている不快さと惨めさは鮮やかな対照を成しています。しかし、そのことに誰一人として気づかないのです。

アミーは大学一年生のときに食べ物に強迫的に取り憑かれるようになりました。彼女の社会生活はすべて食べ物を中心に回っていました。宿題をするよりもぶらぶらしていたい、友だちといっしょにおやつを食べたい、という思いにいつも駆られていました。常に完璧主義者だった彼女は、常に最高でありたいと願ってきました。高校時代には最優秀学生でした。しかし大学に入ると、まわりには極めて優秀な仲間たちがいっぱいでした。そのため彼女は自分が愚かに思えてきました。とても太刀打ちできないと思ったのです。

週末になると、アミーの母親は娘を見て言いました、「あなた、ちょっとぽっちゃりしてきたんじゃない？」。母親の質問に縮み上がったアミーは、一刻も早く「ぽっちゃり」を解消するため、カロリーを制限し始めました。そうして二週間が経ち、彼女は五分以上授業に集中することがほとんどできなくなりました。精神的作業にほとんど関心をはらえなくなったのです。パーティや学業のことよりもカロリー摂取や脂肪量に異常なまでに熱中しました。自分の部屋に引きこもり、夕食を食べようとしませんでした。

「あなたは本当にすばらしいわ」、両親や友人たちは彼女にシャワーのように誉め言葉を浴びせかけました。彼女を誉めたたえたのです。しかしこれは、また体重がもとに戻ってしまったら、という彼女の恐怖をいっそう強めただけでした。胃が痛くても、疲れても、食べ物のことが頭から離れなくても、ひとり孤立してしまっても、「そんなことにマインドフルになってはだめよ」と自分に教え込みました。そうした姿は、彼女にとって、また周囲の人からも表面的にはすばらしく見えました。しかし心の内側では惨めな気持ちでいっぱいでした。まわりの人びとには彼女の苦しみは見えなかったのです。

技能の習得

四つの柱にマインドフルになる

マインドレスに食べる量が不足している人やダイエットをしている人というのは、カロリー含有量、脂肪摂取、および食べ物摂取の厳しいコントロールにのみ集中しているものです。しかし食べるという経験にマインドフルであるというのは、四つの柱（身体、心、感情、そして絶えず変化していく思想、例えば「空腹」対「空腹でない」、「精神的空腹」対「身体的空腹」など）すべてに関心をはらうということです。まずは食物日記をつけることから始めてみましょう。その日食べたものをすべて、数週間にわたって毎日書き記してください。具体的な量を意味ありげに書き記していると不安や食べ物への執着がますます増してしまうという人もいるかもしれません。そのような場合は、食べるということがそれぞれの柱にどのように影響を与えるかをたどってみるだけでも結構です。これはマインドレスに食べすぎている人や乱れた食事をしている人にも良い演習にもなります。

以下にご紹介するのは、食物日記をどのようにつけていったらいいのかを示した例です。これは四つの柱を考慮して日記をつけ、一日全体の食事計画をバランスのとれたものにするためのものです。

マインドフルな食物日記

例　朝食➡マフィン、オレンジジュース、バナナ

心がマインドフルであること——今朝、私は本当に空腹を感じていた。昨夜あまり食べなかったからだ。今日はしなければいけないことがたくさんあるから、食べることに集中しているのは大変だった。このようにストレスがたまっているときには、空腹にもっと関心をはらう必要があるのかもしれない。

身体がマインドフルであること——朝食を食べたら身体の調子が良くなったように感じた。十時の休憩用におやつを持っていったほうがいいと思う。というのも、これでは昼食までもちそうにないから。でも、今のこの瞬間は、空腹でもないし、気持ちが悪いほど満腹というわけでもない。ちょうどよい感じがする。

思想がマインドフルであること——批判的な自己がまた現れてきたのに気づく。私には本当にこんなマフィンを食べる資格があるのか、と疑問を投げかけているのだ。それから私は頭のなかで議論した。そしてこのマフィンを食べてもいいんだ、と自分を安心させた。身体についてもチェックした。身体も快調に感じられた。

感情がマインドフルであること――マフィンは最高だった。ぽろぽろしていて、甘く、よだれが出てきた。マフィンにこんな喜びを感じるなんて、私は良くないことをしている、と感じているのに気づいた。でも全体的にみて、そのマフィンを食べることについては良い気持ちがしたので、そんな不安は気にしないことにした。

このような記録を一日全体にわたってつけてみてください。あなたが食べたすべての食事とおやつを詳細に記録するためです。そうして、一週間……二週間……一カ月間……、食物日記をつけてみましょう。あなたの食事パターンや習慣の姿がはっきりと見えてくるでしょう。これはマインドフルな食事へと進んでいく道のりで、常にあなたを助けてくれると思います。

13 マインドフルに「そのままにする」

私たちは幸せな経験や好ましく思うことはしっかりとつかんで放すまいとします。一方、否定的な考えや心の状態は避けようとします。そのようなものは追い出してしまいたいと願っているのです。マインドフルであるということは、経験を経験したままにしておくということ、何ら手を加えないということです。そのままにするというのは物事をあるがままに受け入れることです。別に無理やり自分の身体を好きにならなくてもいいのです。マインドフルに食べることを楽しまなくてはいけないということではないのです。そのようなことをしなくても、自分の身体とマインドフルに食べる演習の両方を受け入れることはできます。

食べ物の問題はしばしば、コントロールの問題と強い相互関係にあります。常にきちんと計画を立てたいという欲求は、生活を規律あるものとし、コントロールしているという実感を得たいということです。しかしコントロールできない事柄を「そのままにしておく」ということも、ひとつの対処法です。マインドフルなアプローチでは、自分の力では到底コントロールできない人びとや出来事からは手を引きます。変化をそのまま受け入れ、自分でなんとかできる範囲にある事柄の責任を引き受けていくようにします。変化というのは悪いものではありません。自然で必然的なことなのです。変化には不安が伴うものですが、それは生活が今までとは違って感じられることが多いからです。必ずしも悪くなったとは限りません。まだ慣れていないために不快に感じられるのです。

「技能の習得　手放すための小さなステップ」

① コントロールを失ったように感じると、心はそれを「失敗」と解釈することがあります。そのような気持ちに駆られたときには再度、それを「そのままにしておく」態度、または「経験から学ぶ」ことだと考え直してみてはどうでしょう。

② 「己を知れ」という有名な格言があります。これを実践しましょう。好きなもの、嫌いなものは何か、はっきりさせましょう。自分が求めるべきものは何か、などということに縛られる必要はありません。「私を背後に追いやるのはやめてちょうだい、そういうことされるとすごく嫌なのよ」と、まわりの人にちゃんと言いましょう。あなたにとって重要な意味をもつ人に、「仕事中でもいつでも電話をくれていいのよ、私、そういうの大好きなの」と言ってみてはどうでしょう。人びとを受け入れるようにしてください。

③ あなたは欲求を抱いてもいいのです。そのことを忘れないでください。魚にだって欲求があります。魚は彼らにふさわしい環境から連れ出されると死んでしまいます。

④ 決断を下す練習をしましょう。小さな決断でも結構です。友だちグループと一緒にどこにディナーを食べに行きたいか、決めてください。車のなかでどのラジオ局を聞きたいか、

選んでください。おやつには何を食べたいですか、自信をもってはっきりと言ってみましょう。

⑤ もっと自己主張できるようになりましょう。強引だと思われたらどうしよう、という恐怖から、自分の意見をはっきりと述べるのを恐れることがあります。はっきりと自分を主張するということは、自分自身や自分の権利を守るために立ち上がるということです。一方強引だというのは、他人の権利を踏みにじるということです。両者の間には雲泥の差があります。

⑥ 自分の境界を明確にしてください。あなたにはどれくらいの個人的スペースが必要ですか、どれくらい自立し、自分の手でコントロールしたいと思いますか。

⑦ あなたの生活のほかの領域についても、きちんと整理しなおしてください。人間関係の問題に取り組みましょう。生活費の収支が釣り合うようにしましょう。

⑧ 簡素化を実践しましょう。生活を自分の手に負えるものへ戻してください。クローゼットの中をすっかりきれいにしましょう。古い家具は売り、冷蔵庫の中は空っぽにしてください。古い新聞や請求書はファイルにとじてください。心の内側と外の環境がぴったり一致するようにしましょう。余分なものは排除し、必要なものだけとっておくようにしましょう。

マインドレスなダイエットをやめるということは、慢性的にダイエットをしている人にとって想像しがたいことかもしれません。ブッダは渇望と願望が私たちを悩ませ、不幸にしていると教えています。不幸から自由になるためには、解き放つことが必要です。ダイエットをしようとする姿勢を解き放すためには、まずは立ち止まることです。そして自分のマインドレスな食事を見つめてください。自分が何を追い求めてきたのか、よく調べてみましょう。もっともっと体重を落としたいという願望が、目を見張るほどすばらしく見えるようになりたいという願いから生まれていることがよくあります。恋人がほしい、コントロールしたい、完璧になりたい、自己評価を向上させたい、という気持ちがもととなっていることが多いのです。具体的に何か願望があると、人はそれにしがみつくようになります。「それを手に入れなければならない」という姿勢をとるようになるのです。「もっとすばらしい身体がほしい。自分自身について気持ちよく感じるようになるためにはそうするしかない」というようにです。しかしそのような願望にしがみついていては不幸になるだけです。

心に浮かんでくる願望を自覚しましょう――私は五ポンド体重を落としたい。私はマインドレスに食べたい。なぜなら私の願望はほかの人から賞賛されたいということだから。

何にしがみついているかを自覚しましょう――私は注目されたいと願っている。だから少しも体重が減っていないことはよくわかっている。そのせいで不幸に感じるし、自分自身に怒りを覚える。

それらを手放すことを自覚しましょう――もしこの願望が達成されなくても、私は失望にのみ込まれてしまうことはないだろう。自分が渇望していることに対しては自分でコントロールできる。痩せたいといつも思っていることが本当はいかに私を不幸にしているか、理解している。あるがままの私の身体は、気持ちとは関係がない。もし幸せになりたい、マインドフルに食べたいと思うなら、自分をすてきに見せたいという願望を手放さなくてはならない。この願望は、ダイエットへの渇望にますます油を注いでしまうから。

技能の習得 ダイエットをやめる

手放すプロセスを始めるにあたって、ダイエットをやめる意志を象徴的に示すような行動をあなたに合ったやり方で考えてみてください。あるクライアントは自分宛に手紙を書きました。自分の非現実的で破壊的なダイエット計画と自分の身体を一新しようとする願望を書き記したのです。彼女はその手紙を手にとると、ボートの形に折りたたみました。そして湖へ行き、水に浮かべて押し流しました。それが流れていってしまうまで押したのです。その後も何度か、マインドレスなダイエットに逃げ込んでしまいたいと思ったことがありました。そのお決まりの瞬間が襲ってくると、彼女はあの小さなボートを湖に押し出すさまを思い浮かべました。彼女は自分の手がボートを押し出したことは忘れてはいませんでした。あなたも自分の象徴的な行動を考えてみましょう。自分にはダイエットへの願望を解き放つことなどできないのではないかと疑問に駆られたときに思い起こすための象徴的な行動です。

14 第六感の知覚

マインドフルな瞑想を実践している人びとは、自分たちには感覚が五つではなく六つあると信じています。五つの感覚（視覚、聴覚、嗅覚、味覚、触覚）に加え、最も重要な感覚器官は心であると、ブッダは述べています。感じるものを理解し、説明し、そして解釈できるようにするために、心は決定的に重要です。「第六感」である「心」は、互いにしっかりと関係し合うすべての五感によって研ぎ澄まされます。できるだけ多くの感覚を用いることで、心は経験全体をよりはっきりと把握できるようになるのです。

マインドフルであるというのは足がしびれたときの状態に似ています。足はしびれると感覚がなくなります。足のしびれはどんどん大きくなっていくことで、血液の循環を回復させるために動くよう警告しているのです。マインドフルとマインドレスの対照は、足がしびれているときとしびれていないときになぞらえることができます。最初はしびれが始まったことに気づいてさえいません。しだいにしびれが広がり、感覚が失われていくことが不快に感じられてきます。ですから、マインドフルに食べるためには、自分の感覚のすべてを呼び覚ます必要があるのです。

技能の習得 新しい感覚を広げてくれる食事

エスニック料理のレストランでディナーを食べてみましょう。自分たちの文化とは異なる文化のレシピを用意しても結構です。そうすると必然的に、見慣れていないものを見つめるようになるでしょう。ふだんなら注目しないようなことを見たくなるのです。異国の料理の匂いを嗅いでください。それを味わってください。新しいレシピを料理することは、お決まりの日課を打ち破る助けになります。変わることは良いことです、このことを忘れてはいけません。

外でディナーを食べることにしたら、自分の新しい感覚を広げてくれそうなレストランを選びましょう。中華料理はあまりにも馴染みがありすぎて、この演習には不適切かもしれません。例えば、エチオピア料理ならあなたの食習慣を打ち破るきっかけとなるかもしれません。日常自宅で使っているようなナイフやフォークなどを使う代わりに、インディラで食べ物をすくってください。インディラというのは、パンケーキの形に非常によく似た平らなパンです。カレー料理を自分の指を使って口に運ぶと、独特の感触を経験できます。また、アジアの国には、ずるずると大きな音を立てて汁物をすするのがふつうだというところもあります。このように音を立てて食べることはアメリカ文化ではタブーです。しかしずるずる音を立てて飲むと、今、あなたが口にしているものをこれまでにない新たな次元から経験することができることは確かです。

■嗅覚を利用する

匂いに関心をはらうということはマインドフルであるためにすばらしい方法です。嗅覚系は脳に直接つながっています。ほかの感覚と異なり、匂いは脳へ直行し、ただちに記録されます。解釈の必要がないのです。そのため、匂いは心をすばやく、直接的に呼び覚ますことができます。

例えば、小学校や医師の診察室へ入っていくと、明らかにほかとは異なった匂いから自分がどこにいるのかすぐにわかります。匂いというのは非常に馴染みのあるものです。そのため、その匂いに結びついた感情や記憶がどっと押し寄せてくるのです。例えば、子どもの頃に医師の診察室で診てもらったときの恐怖などです。

香りは無意識のうちに気分に影響を及ぼすことがあります。食事問題をずっと抱いているクライアントがいました。彼女はある友人と話をするときはいつでもかすかな不快感を覚えることに気がつきました。彼女はその友人が好きでした。そのため、なぜその女性がまわりにいるとイライラした気分になるのか自分でも理解できませんでした。ところがある日、彼女はその友人が身体に香水を吹きかけている姿を目にしたのです。そしてその香水がバラの香りのものであることを知って驚きました。

彼女はすぐに思い当たりました。彼女は子どもの頃、家族のけんかを避けようと、自分の部屋でよくひとりで過ごしていました。自分の部屋へ逃げ込むといつでも、ドアに鍵をかけ、窓を開けました。彼女の寝室の窓の真下にはみごとなバラの茂みがありました。しかしそのすばらしい香りは、両親が互いに怒鳴り合う声を消してはくれなかったのです。

技能の習得　匂いにマインドフルになる

外に散歩に出たら、匂いにマインドフルになってください。まわりの光景、空気、木々、草の香りにつとめてマインドフルになる日を、一日選んでみてください。部屋に戻ったら、その光景についてメモしてみましょう。人びとはどのような香水をつけていたか、雨にぬれた服はどのような匂いがしたか、記録してください。食べ物の匂いに心がどのような反応したかに関心をはらってみましょう。匂いがどれほどすばやく自分の気分を変え、自分の心をよぎっていくものを変化させるか、考えてみてください。どの匂いだと気分が高まり、どの匂いだと落ち込んだ気持ちになるか、明らかにしてみましょう。

15 マインドフルな食事の提唱

マインドフルな食事は単に「女の子の問題」ではありません。これは人びとすべての問題です。しかし、女性であることが食事問題を抱える確率を著しく高めているということも事実です。アメリカの女性のおよそ八〇パーセントが自分の容姿に満足していないという調査結果もあります。[5][14]

残念なことですが、女性は一般的に、自分の身体を愛するよりも、批判的になるか毛嫌いするかのどちらか、もしくは両方であることのほうが多いものです。女性たちの集団が昼食をとりながらおしゃべりをしているのを盗み聞きしてみてください。食べているものの脂肪含有量について意見を述べているのが聞こえてくるでしょう。「こんなもの食べちゃって」と自分を叱りつけている声が聞こえるかもしれません。

特に女性が食事問題にかかりやすいことはたしかです。しかし、この問題は男性の間にも劇的に増えつつあります。食事問題に苦しんでいる人たちのおよそ一〇パーセントが男性です。[5]臨床的な視点からすると、男性と女性がそれぞれ経験する食べ物に関する問題にはほとんど違いはありません。マインドレスな食事を引き起こすきっかけとなる基本的な問題はほぼ一致しているのです。

ひとつ、男性と女性で若干違いが認められる点があります。それは自分の身体イメージに対する懸念の表現のしかたです。女性は生殖能力を高めるために、男性よりも多くの脂肪を蓄えています。そのため痩せようと思ったら余分な脂肪を落とすことに集中する傾向があります。

一方男性は、女性と比べて贅肉の少ない筋肉が多い身体をしています。そのため体型や身体のしまり具合に関心を集中させる傾向があります。男性は体重に対する心配を認識しにくい、と指摘する研究者もいます。なぜなら体重への懸念というのは、白人上流階級では「女性の問題」と考えられているからです。しかし、男性、女性、そしてほとんどの文化の人びともみな、食事問題の影響を受けやすいといえます。西洋化された社会においては特にそうです[5]。

痩せていることの必要性についてメディアが繰り返し流すメッセージは、どれほどの重要性をもっているのでしょうか。それはケースバイケースです。とはいえ、ダイエット広告、画面に映し出されるモデルのイメージ、有名人の体重が増えたの減ったのとひっきりなしに流される話にいささかの影響も受けないというのは難しいでしょう。幸せになるためには痩せていることが不可欠である、と伝えるメッセージはかなり強烈です。いかんとも避けがたく感じられます。このようなメッセージはどの局のテレビコマーシャルでも放映されますし、女性雑誌の多くで大々的に宣伝されています。極度のマインドドレスな食事に苦しんでいる人びとは、不自然に痩せたモデルや彫刻のように筋肉隆々の男性のイメージに強い影響を受けがちです。健康に良いものを食べ、マインドフルに生活することよりも痩せていることのほうが良いとするメッセージは、すべてにわたって影響をもたらします。マインドドレスに食べる人たちは、このようなメッセージに関心を集中させてしまうのです。

技能の習得 自分の食事文化をつくり変える

自分が社会の影響に対してどれほど敏感か、考えてみてください。ファッション雑誌のイメージや広告が頭から離れなくなっていませんか。もしそうなら、そのような雑誌は捨ててしまいましょう。批判的で教養のある消費者になりましょう。

広告を見たとき、自分が精神的にどのような反応をするか、じっくりと観察してください。そしてそのうちどれほどが、潜在意識に印象づけようとする性的イメージ、もしくは製品の販売を目的とする完璧な身体によって引き起こされたものか、吟味してみてください。超瘦せ型のモデルが身体の健康とはまったく関係のない製品の広告にどれほど起用されているかは驚くほどです。ダイエットを支持する有害なメッセージには、対抗していきましょう。

ふつうの人びとを起用した広告のすばらしさをたたえてください。自己嫌悪を駆り立てるのに注いでいたエネルギーを、瘦せに取り憑かれたメディアへの怒りに向けなおしてはどうでしょう。自分の身体を変えることができる、変えるべきだと訴えるメッセージを受け入れてはいけません。

あなたはひとりぼっちではありません。そのことを忘れないでください。誰もが過剰評価された痩せの理想に直面しています。「痩せなくてはならない」とする社会的命令は克服しがたいイデオロギーです。しかしマインドフルに食べることができるようになれば、その威力を弱めることができるでしょう。

Part 2

身体がマインドフルであること

身体は大切である。
身体は目覚めをもたらす手段である。
いたわりなさい……
身体を健康に保つことは義務である……
さもないと私たちは
心を強く明確に保つことが
できなくなってしまうだろう。
ブッダ

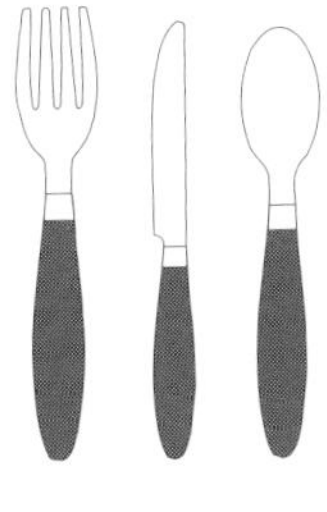

16 瞑想──身体の合図をマインドフルに学ぶ

瞑想は自分自身の内側へ踏み入っていく手段です。内的世界を明らかにするために心の内側を懐中電灯で照らすことに似ています。瞑想をする際のひとつの目標として、まず身体を落ち着かせ、心を静めるということがあります。さらにもうひとつの目標は、心と身体を結びつけ、両者を一体化させた全体を形成することです。

身体と心の全体性を形成することは、食べ物に問題を抱えている人びとにとって極めて重要です。身体が脳に送る信号を認識するには、思想と身体の間のコミュニケーションが自由にできなければなりません。どちらか一方を重視してしまうと、必然的に心と身体は分裂してしまうのです。

身体が快調に機能しているときには、自分の身体を感じたり、その価値を正しく評価したりすることはめったにありません。調子が悪くなって初めて自分の身体に関心をはらうようになるものなのです。例えば、風邪をひいたとします。するとまたたく間に味や匂いを感じとれなくなったことに気づくでしょう。風邪が治っていくにしたがって、快調に機能しているときの身体はどう感じるか、ということに関心が向くようになるのです。瞑想によって思想や感情に集中することを教えられ、困難や苦しみに対処できるようになります。ペースを落とすことで思想のプロセスとさまざまな身体行動を自覚できるようになるのです。最も重要なのは、瞑想を通してリラックスできるようになるということです。ウォルピによって開発された「相互的抑制」（reciprocal inhibition）の心理学的原則によると、リラックスと緊張を同時に行うことは不可能だそうです。[17] 瞑想はストレスを減らし、精神世界を静めるひとつの方法なのです。

技能の習得

身体との結びつきを回復させる

① 落ち着きをうながすための演習をひとつご紹介します。これは心をなだめ、落ち着かせてくれる精神的平和と洞察に至るための瞑想テクニックのひとつです。健康を考えたマインドフルな食物選択をするのが難しくなったとき、または精神的に圧倒されそうな気持ちになったときに、この演習を用いてください。まずは、快適に感じられ周囲のようすにも注意を怠らないでいられる姿勢を見つけてください。一般的には、座っているか、もしくは横になっている姿勢ということになります。身体が自然にくつろいだ感じになれるようにしてください。

② 深呼吸を数回し、リラックスしてください。深く呼吸をすることを忘れてはいけません。
③ まずは自分の身体のなかで、ほかのものと接触している箇所を感じることから始めます。例えば、クッションに座っている人はそれがどのような感じがするか、自覚してみましょう。床に置いている足、肌に触れている服はどうでしょう。自分の姿勢を自覚してください。
④ 自分の両脚に関心を向けてください。まずは足のくるぶしからつま先にかけての筋肉を緊張させてみます。その後、力を抜いてリラックスさせてください。足はどのように感じるか、自覚してみましょう。
⑤ 次は両足からひざへ、さらに太ももへとゆっくりと関心を移動させていきます。まず両足と太ももの筋肉を緊張させ、それからリラックスさせます。
⑥ お尻と左右の腰を緊張させ、そしてリラックスさせます。
⑦ 胃の筋肉と腹部を緊張させ、そしてリラックスさせます。
⑧ 胸と肩を緊張させ、そしてリラックスさせます。
⑨ 両腕の筋肉を緊張させ、そしてリラックスさせます。
⑩ 両手とすべての指、さらに指先へと緊張させ、そしてリラックスさせます。
⑪ 次は顔へと続けます。顔の筋肉を緊張させ、そしてリラックスさせます。口のなかの舌の

感じはどうか、まぶたの重さはどうか、首の凝り具合はどうか、注意してみましょう。緊張させ、そしてゆるめることで額をリラックスさせます。頭皮に対しても同様にしてください。全身の各部位にくまなく関心を向け、ゆっくりと移動させていきます。緊張しているところはありませんか。その部分の筋肉をゆるめ、リラックスさせます。

⑫ 助けが必要な場合には、リラクセーションのプロセスを徐々に進めていけるような、筋肉リラクセーション（自律訓練法など）のビデオを購入してみるのもよいかもしれません。

この演習をすべて終了し完全にリラックスしたら、自分の身体が休んでいるときはどんな感じなのかわかるようになるでしょう。これは貴重な感覚です。不安や緊張に駆られマインドレスな食事の誘惑に負けそうになったら、この感覚を利用できるのです。

17 マインドフルな呼吸によって身体の緊張をゆるめる

頭のなかであれこれ考えたり計画したりすることを一切せずに何かを行っているときがあり

ます。ちょうど呼吸のようにです。そのような活動をしていくことで、マインドフルになれます。マインドフルというのは、意識せずに呼吸をするのではなく、自分がどのように息を吸い、そして吐いているかに関心を傾けるということです。心と身体に対するコントロールをもう一度取り戻そうとするとき、自分の呼吸に意識を集中するということは実践可能な最も簡単で最も重要な技能のひとつです。呼吸に関心をはらい続けていただきたいのです。

では、なぜ呼吸がそれほど重要なのでしょうか。それは深く息をすることで、脳と血流が受けとる酸素の量が増えるからです。それによってはっきりと考えることができるようになり、身体とのつながりを強めることができるようになるのです。また、吸って吐くということを自覚しているときには、一瞬一瞬を押しのけるのではなく、むしろその瞬間に関わっていくことになります。呼吸というのはまさしく生きることの基本です。呼吸をしなければ、それは生きることをやめてしまうということになるですから。

不安や不快を感じると、私たちは一時的に息を止めることがあります。「かたずをのむ」というのは日常的に使われる表現です。これは「立ち止まって、待って、そして大丈夫かどうか、たしかめなくてはならない」という状況を意味しています。概して、呼吸に関心を傾ければ、その瞬間を自覚し、その瞬間にどのように感じたらいいのか、コントロールする助けになります。

技能の習得
「ひと休みする」

この演習では、心と身体を再び結びつけるためのテクニックをご紹介します。これは簡単に実行でき、反応も速やかです。すぐに反応が現れ、心を落ち着かせることができるようになるでしょう。この演習を一日に数回行ってください。これを行うことで、心配ごとから三分間ちょっと解放されるでしょう。

① 快適な姿勢を見つけてください。
② 自分の身体に意識を向けます。全身のすべての部分がどのように感じているか、関心をはらってください。
③ リラックスしてください。身体がだんだん軽くなっていくのを感じてください。
④ 呼吸に関心を向けてください。自覚したままです。よく観察してみましょう。
⑤ お腹の底から呼吸をしてください。お腹に両手を当ててください。息を吸っているときにはお腹を外へ押し出すようにし、息を吐いているときには引っ込むようにしてください。これは「腹式呼吸」といいます。
⑥ お腹のなかに風船が入っていると想像してみましょう。息を吸い込むと、その風船が膨ら

み、お腹を外へ押し出していくとイメージします。

⑦ 吸って、吐いて、の呼吸のリズムに着目しましょう。空気が鼻を通っていく感じに関心を向けてみましょう。

⑧ 呼吸に自然にしたがってください。変えようとしてはいけません。

⑨ 心がふらふらとよそのことに向いてしまうこともあるかもしれません。そのようなときには、息を吐くたびに数を数えてください。呼吸一回につき一回数えます。十までいったら、また初めに戻って一から数え直します。逆に十から一へ順に戻って数えていっても結構です。息を吸い込むときと息を吐き出すときにそれぞれを数え、その違いを感じてください。

⑩ 数えるのでなく、呼吸をしている筋肉に関心をはらってみるのもいいでしょう。

⑪ さまざまな状況で自分の呼吸のしかたに関心を向けてみましょう。例えば、歩いているとき、走っているとき、セックスをしているとき、ホッとしているとき、悲しいとき、または疲れているときなどです。

⑫ この演習をしている最中は、身体をリラックスさせるだけでなく、気がかりになるようなことは何であれ一切考えないようにします。この時間はこの演習をするためだけの時間としてください。

18 動きがマインドフルであること

身体の動き方にマインドフルになってください。食べることは身体を動かすための不可欠な要素です。身体がどれほど快調に機能するかは、どのような食べ物を摂取するかにかかっていることに気づいてください。どれくらい動く必要があるのか、またエネルギーレベルはどれくらいか、これらを判断基準として、身体を動かしていくためにはどれほどの量の食べ物が必要かを割り出してみましょう。

技能の習得
マインドフルに動きを自覚する

身体とその動きを観察していく勉強をしていきましょう。身体と世界がどのように作用し合っているか、一週間だけ着目してみましょう。自分の身体をじっくりと観察します。まるで映画のなかの姿を見ているかのようにです。主人公になったつもりで眺めてください。

● いつもと違うことをする必要は一切ありません。自分の自然な動きを見つめ、じっくりと観察してください。

● 食事の際の食べ方に着目します。あなたは少しずつ食べますか、それとも口のなかを食べ物でいっぱいにしますか。ゆっくりと食べますか、それともすばやくかきこみますか。一度に食べ物をひとつずつ食べますか、それともいくつかの食べ物を混ぜ合わせて食べますか。

● どのように座っているか、座り方に着目します。脚を広げて座りますか、それとも脚を組んで座りますか。じっと座っていますか、それとも絶えずあっちを向いたりこっちを向いたりして方向を変えますか。リラックスしていますか、それとも貧乏ゆすりをしますか。どれぐらいの間ひとつの場所に座ったままでいられますか。

● 話をしている最中の動き方に着目しましょう。手のジェスチャーを使いますか。自分が話しかけている相手とどれほどの距離をとりますか。話をする際に相手の身体に触れますか。目はどこに向けますか、両手はどこに置きますか、声の大きさはどれほどでしょうか。言葉以外の表現で相手に対してどのようなことを伝えますか

● 日々過ごしている瞬間瞬間に、自分の身体を使ってどうしたらはっきりと自分の立場を主張できるか、積極的に関わっていけるか、着目してみましょう。非常に活力に満ち、ダイナミックに動いている瞬間を自覚してみてください。走っているとき、投げているとき、

大声で叫んでいるとき、スポーツをしているとき、セックスをしているときなどです。

● あなたの身体はどのようにしてあなたを移動させますか。歩くときの感覚を評価してみましょう。足の動かし方、足のリズム、ペース、一歩一歩に意識を集中させてみてください。

● 身体がリラックスするようすに着目します。両腕両脚をどのように伸ばし、動かしますか、首をどのようにひねりますか、注目してみましょう。

● 横になるときにはどうでしょう。うつぶせに寝ますか、寝返りをしますか、あっちこっちに身体の向きを変えますか、それとも身動きひとつしませんか。

● あなたはどのようにバランスをとりますか。バランスを維持していくために、身体で支えなくてはいけませんか。バランスを変えたり、何かに寄りかかったりするときを意識してください。

● 身体の動きに伴う内的な感覚に着目してください。関節や筋肉はどのように感じられますか。痛みを感じるのはどのようなときですか。快適に感じられるのはどのようなときですか。

ミクロな視点とマクロな視点の両方から自分の身体をとらえてください。自分の口に入れた食べ物が胃へ移動し、エネルギーに変換される、そして身体を動かすよう信号を送るために神経によって使われる、そのようすを想像してみてください。ひとつの行動、例えば食べることなどが、身体のほかの動きにどのように影響を与えるのか、考えてみましょう。

19 マインドフルに結果を認識する

残念ながら、マインドレスな食事は無数の健康問題を引き起こす可能性があります。食事に問題を抱えた人は身体に及ぼす潜在的危険に気づいていながら、それらについて考えることを避けたがります。否定したり避けたり、もしくはマインドレスな食事の有害な影響を別な要因のせいにすることがあります。これらもまた、マインドレスな食事に伴う危険を何とか切り抜けようとする方法なのです。

身体が飢餓状態にならないようにするには、一日最低およそ一二〇〇カロリーが必要です[13]。いいかえれば、まばたき、呼吸、睡眠、血液の循環、心臓の鼓動の維持といった基本的な身体機能を行うためには、これだけのカロリーを摂る必要があるということです。このなかには歩く、座る、考えるなど、もっと多くのカロリーを必要とする活動は含まれていません。必要不可欠なミネラルやビタミンが不足すると、身体はバランスを保つのが苦しくなります。マインドレスに食べる量が不足し、栄養的に変動したりすると特に危険です。なぜならば、身体のダメージがはた目にみてもわかるほどひどい状態に陥ることがあるからです。慢性的に極度に食べる量が不足する摂食障害は、最も致命的な精神障害のひとつです。食べる量が不足し、慢性的な摂食障害を抱えると、極端な場合は死に至ることもあります(6)。

ジェシカはマインドレスに混乱した食べ方をしてきました。定期健康診断の結果を手にして初めて、その健康上の影響に目を向けるようになったのです。医師は高血圧と急激に上昇しつつあるコレステロールに懸念を示しました。ジェシカ自身、身体を動かすと呼吸が苦しくなることはよく自覚していました。しかしそれは、食習慣のせいではなく、別に原因があると思ってきたのです。内科医の話を聞いて、これらの警告サインを無視できなくなりました。ジェシカはとうとう健康に不安を抱くようになりました。今すぐに自分の健康に対処しなかったら、問題はさらに悪くなることにようやく気づいたのです。

食べる量が不足していること、もしくは食べすぎは身体にどのような結果をもたらすのでしょうか。マインドレスな行動を減らすには、その行動を続けたらどのような結果に至るかに関心を向ける必要があります。身体が悲鳴をあげている信号を認識できるようになりましょう。ひどい言葉で自分を批判するのをやめるよう、自分に教えていかなくてはなりません。そしてその結果についてもマインドフルになってください。現在の身体の状態や結果をあれこれ考えることと、行動することでどのように結果が変わるかを予測することは違います。例えば「ポテトチップスをこのボールに丸ごと一杯食べてしまった。私はなんて愚かなんだろう」対「このジャンクフードをすべてむちゃ食いしたら、健康上非常に良くないわ。それにそんな食べ方をしても、良い気持ちにはなれないでしょう」、「すごく身体が弱っているわ」対「ほとんど何も食べないというのはつらいことだし、身体にひどい仕打ちを与えることになるわ。こんなことをしたら、身体を傷つける危険をいっそう悪化させてしまう」といった違いです。

技能の習得 身体がマインドフルであること

一歩退いて、観察してみます。身体のなかでどのような感覚が起こっているか、自覚してみましょう。マインドレスな食事の結果にマインドフルになってください。一カ月に何回、次のような身体的反応を経験するか、記録してみてください。

- 身体が弱々しい感じ
- 慢性的疲労
- 傷が癒えない
- 切り傷または打撲傷

●集中できない
●心臓の動悸、または異常な鼓動
●ガス
●吐血
●便秘
●脱水状態
●嘔吐をしようとしてできた指の傷跡
●骨折しやすい
●けいれん
●エネルギー不足
●めまい

●頭痛
●胃痛
●喉がひりひりする
●歯がしみる
●むくみ
●肌の乾燥
●筋肉痛
●生理が不規則
●寒気
●失神
●腸の動きの障害

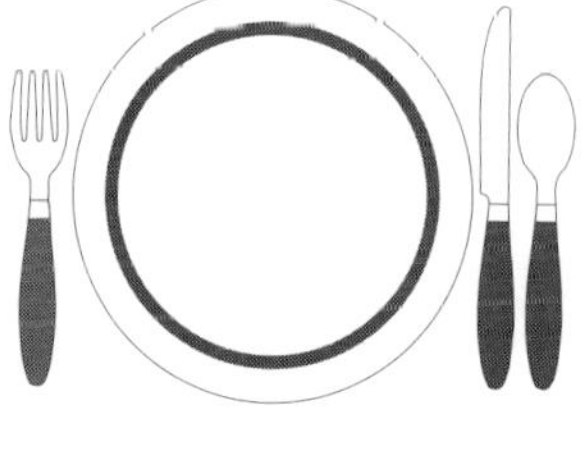

20 かつての身体と未来の身体を手放す

高校時代、大学時代、あなたはどのような体格をしていたでしょうか。子どもを産んだ前後、ストレスやマインドレスな食事が増えたあととそうなる前ではどう違っていましたか。じっくりと考えてみてください。「かつての」身体が失われてしまったことを悔やんでも時間の無駄です。マインドフルを受け入れるということは、過去へのしがみつきを改め、それを思いとどまらせるよう促します。ブッダは私たちに「万物は変化する、変化しないものは何もない」ということを気づかせてくれました。

ダイエットをする人たちが自分の「未来の」身体について空想するという過ちを犯しがちだということは周知のとおりです。例えば、イレーヌという女性は自分の結婚式のために減量を始めました。彼女はもっとスリムになった身体で教会の通路を滑るように歩いていく自分の姿を繰り返し想像しました。ところが結婚式の三週間前、彼女はパニックに陥りました。自分の夢の身体にまだ到達していなかったからです。ウェディングドレスを着てどのように見えるべきか考えることにもっと長い時間を費やすようになりました。結婚よりも、自分の理想の体重に到達できないということで頭のなかがいっぱいになってしまったのです。ダイエットをめぐる惨めな思いに気をとられ、結婚の幸せが見えなくなってしまいました。今のこの瞬間の自分の身体を正しく評価し、受け入れないというのは、過去にしがみつくこと、もしくは未来について空想するということを意味します。どちらも効果的に現在を消してくれるからです。

技能の習得

鏡の前のマインドフルな自分

自分自身のかつてのイメージと空想のイメージを手放しましょう。そして今、この瞬間のあなたという人間とともに存在するようにしてください。少なくともどこかひとつ、自分の身体のなかで、現在受け入れ愛することのできる部分を見つけてください。できるだけ長く鏡の前にいてください。数分ほどで見つかる場合もありますし、三十分かかることもあるでしょう。要は、いつものやり方にとらわれずに自分の姿を観察し続けるということです。逃げ出してしまいたくなるかもしれません。こんなことばかげている、不快だ、と感じるかもしれません。そのときにはそう感じる自分の反応にマインドフルであってください。マインドフルであることとの四つの基本は、どのように複雑に関係し合っているでしょうか。自分の身体についてあなたが感じること、考えることについて、心はどのように自覚しているのか、観察してみてください。別にこれといって特別な成果はなさそうだという人もいるかもしれません。そのような人は、ゆっくりペースを落として観察してください。じっくりと自分を見ていないために本当の自分の外観を理解できていないということがよくあります。そのため瞳の輝きや肌の紅潮が見えなくなることもあります。この演習を行っていくために、まずは身体のどこかひとつの面から始めてください。両手もしくは首などです。そのあとマインドフルな関心を全体のイメージへ向けていきます。もてる限りの観察技能をフル活用してください。

あるクライアントは、この演習に対する自分の反応を次のように語ってくれました。

「今まで鏡を見るのがつらかったんです。店のウィンドウに映った自分の姿の前を通り過ぎるときのようでした。自分の大嫌いな部分にすぐに目が行ってしまうんですよね、そして、ああ、まだ私はこの部分を嫌っているんだなって再確認されるような感じです。私にとって鏡というのは、私の太ももにスポットライトを当てるようなものになっていました。ほかのものはすべて無視して、自分が最も嫌っている部分、太ももに集中してしまったんです。

でもこの鏡の演習のために、私は自己批判をやめ、じっとマインドフルに観察し続けました。自分の姿を詳しく描写してみたんです。『私は茶色の巻き毛をしている。肩に届くぐらいの長さがある。金髪がかった輝きをもっている』というようにです。それから肌の滑らかな感触、そして身体のさまざまな部分の温度をも自覚するようにしました。両方の手のひらのざらざらとした感じを実感し、唇の色合いにも着目しました。最初は『太っている』といったマインドレスな言葉を使って自分の体型を説明していたのですが、そのうちもっとぴったりする具体的な言葉を使うようになりました。『曲線を描いている、直線的、卵型』などです。洋服のかすかな匂いや香水の香りに関心を向けました。『かわいい』『醜い』『美しい』などの否定的、肯定的な用語で表現したくなりました。『痩せている』『太っている』といったてっとりばやい言葉を使いたいと思いました。でもこの演習のおかげで、忌まわしくてたまらなかった太ももにばかりスポットライトを当てるのではなく、別のところへもマインドフルに注目できるようになりました。自分全体を見ることができるようになったんです、批判なしに、あるがままの私をです」

心が過去へふらふらとさまよっていき、かつてはこのように見えたのに、と考えたり想像し始めたら、または未来やこのように見えたらいいのにという願望を思い描き始めたら、再びもとの軌道へ戻してください。目を閉じ、また始めましょう。今のこの瞬間にいるあなたという人物を見てください。

技能の習得

現在の自分自身を受け入れる

この演習はまさに、この瞬間の自分自身をありのままに受け入れるようにするためのものです。そしてその達成のために、自分自身に対して言葉を通して関わっていきます。まず自分の身体を即座に変えたいという願望を捨てましょう。何を食べたらいいのか、もしくはすでに食べてしまったものについて罪悪感を抱くべきなんだろうか、と判断に迷うときがあるかもしれません。そのようなときには、次の約束を声に出して読んでください。またはただ心に思い浮かべるだけでも結構です。

◆マインドフルな食事を受け入れる約束

心

●私は食事や体重に対する心配が私の生活に精神的苦しみ、不快感、苦しみを引き起こしている事実を受け入れます。
●今のこの瞬間のあるがままに、自分の身体と体重を受け入れます。
●自分自身を受け入れることは、私にしかできない選択です。

身体

●私は親から受け継いだ遺伝的体質が自分の体型や体重に大きく影響していることを受け入れます。

●私にとって健康な生活を送っていくためにはマインドフルに食べることが非常に大切であるということを受け入れます。

思想

●自分の身体と体重を受け入れるということは、それが完璧であると判断することではありません。

●受け入れるということは、私自身のなかから生まれてくるものです。外に求めることではありません。

感情

●私の体重や体型によって私の価値が決まるわけではありません。どのような人物であるかということによって私の価値は決まってくるのです。私はそのことを受け入れます。

●体重について発せられる文化的、社会的メッセージを時として拒否することも、私には必要です。

21　マインドフルに装う

ジュリーは毎朝、午前五時に目覚まし時計のアラームをセットします。八時までには仕事に就いているようにするためです。ところが、このいかにも簡単なことが、彼女にとっては毎日の悪夢だったのです。ぴっちりとしたパンツ、もしくは「太っている感じ」を与える身なりをして出かけようものなら、その日一日中、嫌な気分で過ごさなければならないからです。そしてマインドレスな食べ方をしてしまうのです。着替えをしていると恥ずかしさがこみ上げてきます。欲求不満でイライラし、自分が醜く感じられます。自分は全然だめだという気持ちになるのです。生理になると、洋服選びはさらにいっそう困難になります。生理に伴う一時的な水分貯留（むくみ）にもかかわらず、彼女はそれを体重が増えたと勘違いしたのです。

食事に問題を抱えている人は「太って見えない」洋服を求め、何時間もとっかえひっかえ試着することがよくあります。サイズに異常なまでにこだわってしまうのです。何号の洋服を着るかによって気分が左右されるというのは、非常に危険な落とし穴です。サイズというのは規格化されていません。デザイナーによってまちまちなのです。同じ女性があるパンツでは八号サイズを着ることができたのに、別のパンツでは十二号だったということも考えられるのです。

アマンダは食べる量が不足していました。彼女はまず「ぞっとするほど恐ろしいジーンズ」を捨ててしまうことから回復への一歩を踏み出しました。これらのジーンズは、飢餓状態に陥っていたときには実にぴったりとフィットしていました。彼女はクローゼットからこれらのジーンズを取り出し、自分がどれほど「太ったか」をはかる目安にすることで、自分に拷問の苦しみを味わわせてきたのです。このことがマインドレスな食事へと駆り立てました。自分への否定的で批判的な考えを高めることになっていたのです。

技能の習得
「マインドフルに装うための方法」

① 快適で流行に合った服を選びましょう。堅く、糊が効いた素材ではなく、綿や麻などの柔らかで心地よい生地の服を購入してください。例えば、スパンデックス（訳注　伸縮性のある合成繊維でガードルや水着などに用いる）やきついジーンズ、ショートスカート、もしくはホース（訳注　十六世紀から十七世紀頃に男性がはいた、脚にぴったりした長ズボン）ではなく、綿のパンツを選んではどうでしょう。快適に感じられる服を着てください。身体をきつく締めつけるものは一切買ってはいけません。

② 何かひとつ「これを着ると本当に良く見えるし、気分も良い」という服を見つけてください。マインドレスな食事に陥りそうな日、もしくは自分の身体を不快に感じるときには、その服を着てみましょう。この服はそれが必要な日のためにとっておきましょう。

③ 自分の服がきつく感じることもあるでしょう。しかし、だからといって体重が増えたわけではありません。毎日体重は変動しますし、それは正常なことです。水分の摂取や天候の変化が体重の微妙な変化の原因となることもあるのです。

④ さまざまな洋服のブランドを詳しく調べてみましょう。どのデザイナーの作る服があなたの体型に自然にフィットするか、知っておいてください。一貫してそのデザイナーの服を選ぶようにしましょう。

⑤ サイズではなく服がどのようにフィットするかについて、もっとよく考えてください。サイズ表示など誰にも見えません。それを見ることができるのはあなただけです。そのことを忘れないでください。

⑥ サイズだけでなくあなたの身体のほかの部分、例えば髪やお化粧、宝石類などに関心を向ける時間をもっと多くもってください。あなたの肌や目の色によく合う色のものを買いましょう。

22 空腹—身体の声にマインドフルに耳を傾ける

マインドフルな食事をするには、自分は空腹なのか、それとも満腹なのかを感じとることは大事な技能です。食事を制限したり食べすぎたりしていると、空腹感に慣れたり、逆に本当の食欲について自覚がなくなってしまうほど満腹に感じてもそれを普通と考えるようになります。空腹の合図があっても、それを無視するよう自分に教え込んでしまうこともあります。身体に一気に押し寄せてくるサインは、いずれは無視できないほど大きくなり、ついには過食に至ります。マインドフルであれば、身体がいつ食べ物を必要としているかがわかるのです。

例えば、アミーはもうずいぶん長いこと、空腹を無視してきました。そのため、自分が満腹かどうか、判断できなくなってしまいました。もう一度空腹を感じられるようになるために、学びなおす計画を立てました。最初に、アミーは食事を規則正しく組み立てなおすことにしました。彼女は栄養士と医師といっしょに、何を食べたらいいのかを決めていきました。彼女の新しいメニューにはビタミンやミネラルが豊富な食品、彼女がどうしても食べたいおやつ、さらに感覚を満たしてくれる食べ物が含まれていました。それはすべて彼女の身体に活力を与えてくれるものでした。マインドフルに食べるようになったとき、以前自分が食べていたダイエット用サンドイッチがいかに冷たく、単調で、味もそっけないものだったかに気づきました。そのようなものを食べてもいつも満たされませんでしたし、空腹なままでした。ところが基本のターキーサンドイッチにチーズを一枚、レタス、こしょう、トマト、そして低脂肪のサラダ用ドレッシングを加えたところ、楽しく食べることができました。こうして彼女は、自分の感情や思想と食べることの間のつながりを観察するようになったのです。

技能の習得「空腹を見定める」

「私は本当に空腹なんだろうか」何かを食べる前に、自分に尋ねてください。食べること以外ほかに何もすることがないという場合には、次の質問についてじっくりと考えてみてください。「私は食べる必要があるんだろうか、それともただ食べたいだけなんだろうか」「これを食べることはマインドフルな食事になるんだろうか、それともマインドレスな食事になるんだろうか」答える前に少なくとも十分は待ってください。自分の身体の声にじっと耳を傾けてみましょう。空腹を知らせてくれる身体の合図を見つけてください。お腹がグウグウ鳴っていたら、それは本当に身体が空腹であるという明確なサインです。しかし、食べたいという微妙な欲求は、集中できなかったり、不機嫌になったり、といった、時に複雑なシグナルを発することがあります。あなたの身体は本当は何を感じているのでしょうか、身体がそれをどのように教えてくれるのか理解できるようになりましょう。

次に、マインドフルな身体的空腹とマインドレスな感情的空腹との違いを認識するためのガイドラインをいくつかご紹介します。

■マインドフルな身体的空腹

マインドフルな空腹のとき――お腹がグウグウ鳴るとき／その日一日の計画に沿って食べているとき／重い食事を一回だけとるのではなく一日を通じて数回に分けてとっているとき／バランスのとれた栄養のある食事をとっているとき／自分が空腹であると理解したうえで食べるとき。

■マインドレスな感情的空腹

マインドレスな感情的空腹のとき――感情的な気分にしたがって食べるとき／空腹ではないけれども、それがおいしいからという理由で食べるとき／ただそこに食べ物があるからという理由で食べるとき／退屈だから、もしくは疲れているからという理由で食べるとき／お腹がいっぱいであるにもかかわらず食べ続けているとき。

23 マインドフルな体重測定

朝、ベッキーは服を脱ぎ、そっとつま先立ちで体重計にのります。そして不安な気持ちで結果を待ちます。彼女は二回体重をはかります。ただその数値を確かめるためだけにです。時には一日三回はかることもありました。ベッキーは自分の体重計を永久に片づけてしまうことにしました。彼女は自分のことを「体重計中毒」と表現し、体重計とはすっぱり手を切る決心をしたのです。体重計なしの一カ月間が過ぎたとき、ベッキーは以前よりも自分の身体とずっと共鳴できるようになったことに気づきました。頼るべき数値が一切なくなったことで、自分の内的な感覚に磨きをかけざるを得なくなったのです。食べること、カロリー、数字にあまりヤキモキすることもなくなりました。それよりもっと重要だったのは、毎朝、さほど不安に駆られなくなり、一日に時間的余裕が増えたことでした。

技能の習得
「体重計を退ける」

体重計を片づけてしまいましょう。どこか目に見えないところに隠す、捨ててしまう、人にあげる、体重計の数字をテープで覆ってしまってもよいでしょう。マインドフルなアプローチでは、具体的な体重の数値など意味はないのです。体重というのは、あなたの身体のひとつの面に着目しただけのものです。気分が良いかどうか、特定の体重のときに身体がどのように機能しているか、ということは完全に無視されています。自分の身体についてばらばらに考えるのではなく、全体的にとらえられるようになりましょう。

どうしても体重計から離れらない、もしくはどこか別のところで体重計を見つけたら体重をはからずにはいられないことはわかっている、という人もいるでしょう。そのような場合は、体重をはかる際にマインドフル・テクニックを活用してください。瞑想し、呼吸をします。体重計にのるプロセスを自覚してください。体重をはかるときにどのような感情や考えが浮かんでくるか、あとをたどってください。感情を押しのけようとしてはいけません。それらについてじっくりと考え、それがマインドフルな食事やマインドレスな食事にどのような影響をもたらすか、理解してください。体重は単なる数字です。地球につなぎとめておくためにどれほど強く重力が働かなければならないかを示しているだけなのです。月の上ならば、もっと体重が少なくなるでしょう。単なる数字なのです。そんなもののせいで、精神的に落ち込んだりしてはいけません。

24 マインドフルな渇望

健康的な昼食を食べたあと、ジェフは何か甘いものがどうしても欲しくなりました。その日一日中、アイスクリームのことが心に引っかかっていたのです。でもそれは彼のダイエットメニューには含まれていませんでした。そのため、彼は何かほかに食べるものがないか、キッチンを探しました。シリアルをボールに一杯、ポテトチップを数つかみほど、さらにリンゴを一個食べ、結局最後にチョコレートの大きなかたまりの入ったアイスクリームをボールに一杯食べてしまったのです。マインドフルなアプローチをとっていれば、ジェフは自分が本当に食べたいものを食べることができたでしょう。彼はほかの食べ物で自分の願望を満たそうとしました。でも結局そのあとでアイスクリームを食べてしまったのです。もし彼が、自分はアイスクリームが欲しいんだと自覚した時点でそれを食べていたら、シリアル、ポテトチップス、そしてリンゴまで食べて、さらにカロリーを加えてしまうこともなかったでしょう。

「この食べ物が食べたい」と思ったときは、おそらく身体がSOSの信号を送っているのでしょう。基本的に、渇望というのは身体が送り出すメッセージです。それは「欲しいもの」について伝えているのではなく、おそらく「必要なもの」について教えてくれているのでしょう。ハンバーガーがどうしても食べたいとしたら、おそらく身体はたんぱく質か脂肪が不足しているのでしょう。甘いものが食べたい、または果物を食べたいとしたら、身体は糖分を必要としているのかもしれません。渇望というのは欠乏の結果起こるのです。ふつう私たちは、自分が手にできないものを欲しがるものです。それが手に入るなら、何もそれを手に入れることにこだわらないでしょう。マインドフルというのは願望と渇望を手放すということです。いいかえると、身体が求めるものを本当に充分に与えるということなのです。チョコレートの小さなかけらを食べれば、棒キャンディを丸々一本食べたのと同じくらい、糖分に対する願望を満たすことができることもあります。しかし棒キャンディを丸ごと一本食べたいとどうしても思うときには、楽しくマインドフルに棒キャンディを食べましょう。

技能の習得 渇望が意味するものを見つける

① ふだんどうしても食べたくなるものは何ですか。チョコレートだという人は、マインドフルに自分の渇望を満たすことのできる方法を見つけましょう。小さな棒キャンディ、もしくはひと口チョコをひとつかみ、用意しておいてはどうでしょう。食べ物を持ち歩いて、それを計画立てて食べることで、コントロールを失いがちになるのを抑えることができます。

② 「何であろうと抵抗すると、それはしつこくついてまわる」この格言を心に留めておいてください。渇望には意識的に近づいていきましょう。

渇望から、自分の食事についてどのようなことがわかるでしょうか。食べ物をあまりにも制限しすぎているから、食べ物を強く欲するのではないですか。あなたの渇望は、自分がもっと快適に過ごしたいと思っていることを示唆していませんか。自分の渇望が何を意味しているのか、発見してください。そしてそれを満たすための健康的な方法を見つけましょう。何か特定の食べ物をどうしても食べたいと思ったらいつでも、次のように自分に問いかけてください。

○この渇望を満たしたら、身体にどのような影響を与えるだろうか。
○この渇望を満たしたら、どんな気分になるだろうか。
○この渇望を満たしたら、自分自身に対してどんなふうに考えるようになるだろうか。

25 「中道」を行く

マインドレスに食べる人たちはしばしば、自分の運動習慣と格闘していることがあります。運動の習慣は、食事や身体イメージの問題と密接に関係しています。このような人たちは生活のなかで、健康的でほどほどの運動を維持していこうと必死で取り組んでいるのです。運動するうえで最も問題なのは、極端なやり方をしてしまうことです。つまり、運動を避けるか、もしくは過剰に行うかのどちらかになってしまうということです。いずれにしても、何かしら問題を起こしやすくなります。例えば、たった一日でさえトレーニングをさぼることができなくなり、運動習慣がもはや自分の力ではコントロールできないほどに一人歩きしていることに気づいた女性がいます。生活のなかでほかにも重要なことがあるにもかかわらず、運動が常に最優先されるようになったのです。運動が彼女の生活とスケジュールを支配するようになってしまいました。

ブッダは、「中道」を行くことが難しくなっているとき、つまりふたつの両極端の間でバランスをとることができなくなったときに、極端な傾向へ陥ると述べています。マインドフルに生きるというのは、自分のためになるものを実用的に、そして柔軟に見つけていくということです。ただ不健康な習慣をやめるということだけではなく、別の積極的な身体的活動を見つけていくということでもあります。自分にとって役に立つ現実的な方法を見つけることは、マインドフルに運動をしていくために不可欠なことなのです。

例えば、アレックスは常に運動をしたいと思っていました。しかし忙しい生活スタイルからすると、運動のための時間は到底とれそうにありませんでした。ジムから毎月の請求書が送られてくるたびに罪悪感を感じてしまうので、それを書類の山の下に隠しました。鏡で自分の姿を見つめるときにも、彼女の反応は同じでした。突き出たお腹とあまりにもキチキチの服を見ると、悔しくなりました。そのためちらっとしか鏡を見ようとしませんでした。服装がおかしくないかチェックするためだけに、ほんのちょっと目をやる程度だったのです。彼女は十代の頃の自分の写真を冷蔵庫に貼りました。いくらかでも体重を減らす動機になればと思ったのです。しかしその写真は、自分の身体に対するぞっとするような気持ちをますます大きくしただけでした。彼女はかつての自分自身のイメージを見ないよう、無意識に目をそらすようになってしまったのです。

しかし自分に正直になったとき、毎日あまりにも仕事に翻弄され、ジムに行けなくなっていることに気がつきました。請求書から目をそむけるのをやめ、自分の気持ちに向き合いました。そして罪悪感を抱くのをやめました。ジムもやめました。徐々にですが、自分の生活スタイルと両立できる身体的活動を始めていきました。例えば、それまでは仕事に行くのに路面電車とバスを利用していたのですが、路面電車に乗るのをやめ、代わりにバス停まで歩いていくようにしたのです。このようにして一日に二回、充分に歩くようになりました。歩いている間、彼女は自分の身体の動きと歩くことによって得られる全感覚に、意識を集中させました。

技能の習得
「運動を避けていることを認める」

①　自分の身体の声に耳を傾けてください。自分の生活にとって現実的なこととは何か、見つけてみましょう。実行可能な種類の運動を適度に行いましょう。

②　まずは小さなことから始め、徐々に広げていくようにしましょう。達成可能な目標をかか

げます。最初の目標に到達したら、ほんの少し目標を高くします。「少し」というのがキーワードです。その最初の目標をまずは完全にマスターしてから、初めて運動を増やすのです。一度にあまりにも多くのことを期待しすぎてしまうというのはよくあることです。非現実的で、達成不可能な目標をかかげると、運動していこうという動機が萎えてしまいます。適度な目標を設定し、それを達成していくことが、運動を継続し達成感を得る最も良い方法です。

③ 運動について考えたとき、どのような気持ちになりますか。この質問を利用し、運動習慣をどのように変えていったらいいのか明らかにしてください。退屈に感じているとしたら、何かわくわくするような刺激を加えてみましょう。サルサ（訳注　中南米のダンス音楽）のクラスを受講してもいいし、トレーニング用CDを買うのもいいかもしれません。エアロビクスがどうにも疲れてたまらないという人は、もっと軽い運動にしてみてはどうでしょう。

④ ひとりでは運動スケジュールをこなしていけないという人は、友だちといっしょに取り組んでみてはどうですか。運動がつらいなら、ペースを落とし、自分のペースに合ったものにしてください。

⑤ 小さなことで結構ですから、毎日ちょっとした変化を加え、より頻繁に身体を動かすようにしましょう。例えば、駐車場の奥のほうに車を止めてみます。そうすれば必然的により

多く歩かざるを得なくなります。エレベーターを使う代わりに階段を使ってみるのもいいでしょう。

■「いつ」という合図

必ずしもすべての運動が健康に良いというわけではありません。健康な行動も、度を越すと有害なものにもなりかねません。例えばジョンの場合、運動は彼の生活において重要な役割を占めていました。彼は発作的にマインドドレスに食べすぎてしまうと、そのあと一日三時間きっちり運動しました。運動はストレスを解消する助けとなり、過剰なカロリーを消費しなくてはという不安を和らげてくれました。しかし、自分の身体を敏感に自覚しマインドフルになると、筋肉痛や関節の痛みというのは過剰な運動をやめるよう伝えるメッセージだったことに気づきました。トレーニングのためのエネルギーを供給するために身体が水分、たんぱく質、炭水化物を求める合図がわかるようになりました。そして身体が「ストップ」と言っているときを認識できるようになったのです。運動を続ける代わりに瞑想とリラクセーションを行うことで、食べすぎたくなる強い渇望と戦わずにすむようになりました。

技能の習得

運動への強迫を和らげる

① 専門のトレーナーに相談してください。運動の習慣をつけられるようアドバイスを頼んでみましょう。そしてその習慣を貫いてください。自分に正直であるために、友人（またはセラピスト）に、自分にとってバランスのとれたマインドフルな運動計画を口頭で結構ですので確約してみてはどうでしょう。

② 自分で学びながら変えていくためには、自分がどのようなトレーニングパターンを行っているのかに焦点を当てる必要があります。トレーニングへと駆り立てている動機は何ですか。感情ですか。日課ですか。健康であろうとすることですか。筋肉を発達させるためですか。トレーニングをすることによって、どのようなメリットがあるでしょうか。

③ トレーニングとは別に、何かストレスを解消する方法を見つけましょう。

④ トレーニングに変わるものとしては、負担の少ないものにしましょう。散歩もいいでしょう。ヨガもいいかもしれません。ストレッチなどはどうですか。

⑤ 運動とはまったく正反対のことを試してみましょう。リラックスしてみましょう。休憩をとりましょう。休憩しているときには、休んでいることそのものにもマインドフルになっ

てください。

⑥身体が「ストップ」と言ったら、その警告を無視してはいけません。あなたの身体は、決断を下すための重要な情報を送っているのです。情報に沿った選択をしましょう。

⑦自分にとって大切な人、例えばコーチや夫、もしくは妻などが過剰な運動を勧めたら、自分の身体がどのような反応をしているか、怪我の具合、長期にわたって身体的にどのような目標をもっているか、ということを、よく話し合ってみてはどうでしょう。

⑧特に運動選手は、身体を酷使しがちです。減量すると運動能力が向上すると多くの人が信じています。減量で運動能力を生かせる場合も少しはあるかもしれません。しかしそれは長くは続きません。食べ物は力と強さ、精神的集中力を強めます。あなたの健康を最大限に生かし、運動能力を向上させることについては専門家に相談するといいでしょう。

26 出された料理はきれいに平らげるべきか

健康な赤ん坊は、食べすぎるということはありません。人間は生まれたときには、自分がいつ空腹であるのか本能的にわかるのです。食べ物を与えてほしいという欲求とどのように他人に伝えたらいいか、知っているのです。赤ん坊はお腹がいっぱいになれば泣きやみます。充分お腹がいっぱいになった赤ん坊に、それ以上お乳を飲むよう強要することはできません。哺乳びんが空になるよう無理強いすることはできないのです。このことは、私たちにはどれほどの量を食べたらいいのか指示する感知器が備わっていることを示唆しています。また、食べすぎるという行動は、ある面で後天的に学習された行動であるということもうかがえるでしょう。

では、食べすぎというのは、どのように学習されるのでしょうか。そのひとつとして、家庭の食卓で、ということが考えられます。幼い子どもをもつ親は「自分のお皿に出された料理は全部食べなさい」と口が酸っぱくなるほど言うものです。これが、子どものその後の人生において、どれほど食べたらいいのかを判断する考え方を決定する要因となります。自分がどれほど必要としているかではなく、自分の前にどれほどの料理が出されているかによって食べる量を決めるようになってしまうのです。これはマインドレスなアプローチといえるでしょう。

常に自分の前に置かれたものを食べるようにしていると、困ったことになります。レストランで出される一人前の量というのは、きちんとした規定があるわけではありません。マインドフルな食べ方とはまったく一致していない状態なのです。レストランの料理のものすごい量は、マインドレスな食べ方を助長しているのです。

スーザンはマインドフルに食べるようになりました。あるとき外でディナーを食べたときから、どれくらいの量を食べたらいいのか知る方法を変え始めたのです。すると、一皿の三分の二を食べ終えた時点で満腹を感じていることに気がつきました。そして満腹を感じたら、そこできっぱりと食べるのをやめたのです。また、お皿の上のものをすべて平らげてしまうと、あまりにもお腹がいっぱいになってしまうことにも気づきました。それは彼女がマインドフルに食べなかったことを知らせる信号だったのです。

技能の習得
マインドフルに料理を食べる

一人前の分量で試してみましょう。お皿の料理をすべてきれいに平らげるのでなく、少し残してみます。あなたの身体はどのような反応をするか、ようすをみましょう。いつ食べるのをやめたらいいかを知らせてくれる、身体のなかの合図に耳を傾けてください。レストランで食べる際には、全部食べなくてはというプレッシャーを感じることなくどれほど快適に食べることができるか慎重に探ってみます。

ふだんから食べる量が不足気味で、自分の料理の大半を意図的に残してしまうことが多いという人もいるでしょう。そのような人はまず、自分の心のなかの対話に耳を傾けてください。なぜあなたはその食べ物を拒否するのでしょうか。心の声は何と言っていますか。あなたの身体または心がストップサインを出しているか、考えてみてください。そしてそのサインを感じられるように努力してください。あなたの胃が満腹を感じるまで食べましょう。自己批判的な考えをもたらす心の声に耳を傾けるのではなく、胃が送る信号に関心を向けてください。

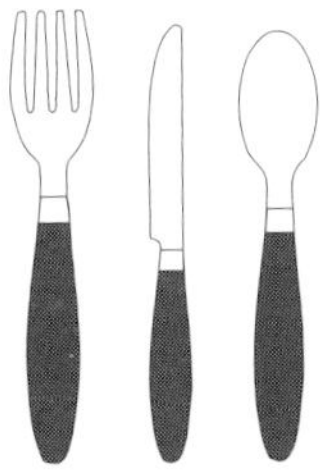

Part 3

感情がマインドフルであること

自分自身のために身につける知恵を
努力と慎重さ、規律と自己制御によって
自らの安息の地としなさい、
そこはどのような洪水が押し寄せようとも
決してのみ込まれない孤島である。
ブッダ

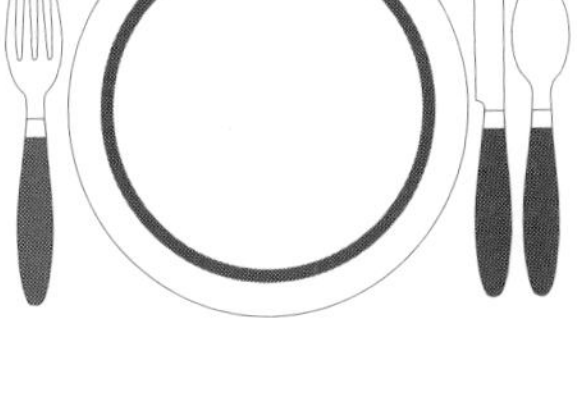

27 感情的な食べ方にマインドフルに対処する

どのような出来事に対応するにしても、概して感情が伴うものです。ちらかったソックスや請求書、お金などを前にし、種類ごとに整理しなければと思うのと同じように、自分の感情についても簡潔でわかりやすく理解したいと思うあまり、複雑な感情でさえ単純に三つに区分してしまいがちです。つまり、快適か不愉快か、さもなければその中間の三つです。

感情は情緒とも呼ばれ、複雑で混乱をもたらしがちな無数の感覚のことをいいます。絶えず変化し、洪水のように押し寄せて自覚を埋め尽くしてしまうことも、曇らせてしまうこともあります。その両方ということもあるでしょう。感情は天気のように自然に移り変わりますが、コントロール不可能というわけではありません。コントロールのコツは、激しい怒りやイライラ、うすら寒い孤独な日のむなしさが嵐のように襲ってくるのを事前に予測することです。心の天気が極端な状況になってしまうのを防ぐのです。感情は訪れて、やがて去っていきます。すばやく展開していきます。そのため、注意深く柔軟な目で見守っていくことが必要です。このことを忘れないでください。どんな気分になっても、すぐに反応してはいけません。何について そう感じているのか理解しないままに、すぐ行動に出てはいけないのです。感情は極めてはかないものです。記憶がどのように作用するかを考えるとよくわかるでしょう。例えば、過去に心底動揺したことを思い出してみてください。今なら、おそらくまったく煩わしく思わないのではないでしょうか。ひょっとしたら笑ってしまうかもしれません。何か感じたからといって、それに対してすぐに対応しなくてもいいのです。自分の感情に表示をつけてみましょう。名前を与えるのです。そうすれば「単なる感情」と受けとめ、その威力を食い止めることができます。

瞑想を活用し、自分の感情に触れてみましょう。食事の前と後にあなたはどんなことを感じますか。恥ずかしさでしょうか、罪悪感でしょうか、それとも失望でしょうか。もしくはこれら三つが入り混じった感情でしょうか。これらの感情にどう対処していったらいいか、考えてみてください。それらの感情は思考力を麻痺させ、これ以上行動を分析するのをやめさせませんか。自覚して自己判断していますか。一日に何回、心のなかで「この食べ物は私にとって良くない」というのを「私は悪い人間なんだろうか」という疑問へと読み替えてしまっているか、心の声にじっと耳を傾けてください。「今日は本当にうまく食べることができた、ということは、私は良い人間なのよね」と言っている声が聞こえませんか。食事をとるたびに自分がどう感じているか、自分で判断してみましょう。その過程にもっと自覚的になりましょう。そうすることで、感情に流されるのではなく、栄養上の必要性に基づいて食べるという賢い選択ができるようになるでしょう。

技能の習得　現在から過去へ、そして過去から現在へ、くまなくたどってみる

瞑想は知恵をもたらす。逆に瞑想を怠ると無知が残る。自分を前進させるものと押し留めておくものをよく知りなさい。そして知恵へと至る道を選びなさい。

ブッダ

これまでにマインドレスに食べていた時期がありますか。あったという人は、それ以前に何があったのか、考えてみてください。自分の足どりをたどりなおしてみましょう。自分の経験をずっと過去へとさかのぼっていきます。そして現在につながるそれぞれの足どりをすべて認識してみてください。一度に一歩ずつです。

① 次の質問を自分にしてみてください。マインドレスに食べるようになったきっかけは何でしたか。その直前にどのようなことがありましたか。多くの場合、その前後の脈絡をよく

調べてみることで、その状況へ至るきっかけとなった感情や思想を思い出すことができます。コントロールを逸した食べ方に陥りやすくなった原因はたくさんあるでしょう。

② その出来事を現在から過去へとさかのぼってみたら、今度は過去から現在へ向けてもう一度たどりなおしてください。発作的にマインドレスな食べ方をしてしまった後、どのような感情が起こりましたか。

③ いったんその出来事をたどってみたら、今度は、ひょっとしたら別の道をとっていたかもしれないと思う時点を見つけてください。この重要な時点を記憶にとどめてください。

■さまざまな気分に耐え、コントロールする

マインドレスに混乱した食べ方をする人、食べすぎてしまう人、食べる量が不足している人は、強い感情に対して概して同じような反応をします。良いか悪いかどちらかの激しい感情が強くなり、多くの場合コントロールできなくなってしまうのです。一般的に、これらの感情をできるだけ早く取り除いてしまいたい、と願います。食べることは感情をすばやく変える、または調節する手段のひとつです。食べ物を使って感情もろとものみ込んでしまおうとすることもあります。何もかも感じない状況を求めて、痩せや拒食に至ることもあるでしょう。感情を和らげ、小さくする、または逆に激しくするのに、食べ物が利用されることもあります。感情

を浄化し解き放つために、そして自分の気分をもう一度コントロールできるようにするために、食べ物を利用してしまうのです。

技能の習得 感情にのみ込まれない

次に紹介する演習は、感情にみすみすのみ込まれてしまうのではなく、その瞬間にそれらに対処していく助けとなるでしょう。

① 感情を明らかにしてください。完全に自覚的になる、常にこれがカギとなります。自分に手紙を書き、その感情を説明してみてください。まずはよく観察します。そのうえで説明に入ります。

② 感情のレベルを大きく下げてみましょう。感情のレベルは量的にはかれると想像してみてください。そしてそのレベルを調整するのです。ちょうどラジオのボリュームを変えるようにです。今、一〇レベルなら、それを六のレベルにまで引き下げるためには何をすればいいのか、計画を立てましょう。

③ 不安に感じている人は、身体を解放しましょう。そしてもう一度身体との結びつきを取り

戻します。床に対する足の感覚を感じてみてください。両肩と首の力を抜いてください。引力に逆らわないとどんな感じがするか、観察してみましょう。

④ストレスがたまっていると感じる人は、ボディマッサージを受けていると想像してください。あなたは今、うつ伏せに寝そべっています。まずは足に意識を集中します。ほのかに香るオイルで足がマッサージされていると想像してみましょう。足首とふくらはぎをなでてもらっているときには、そこに関心を向けます。心のなかで、首から肩へ、両腕へ、そして指先へと、徐々に下へマッサージを移動させていきます。腹ばいになり、背中の下のほうの筋肉がゆっくりともみほぐされている感触を想像してください。

⑤悲しい気持ちがするときは悲しんでください。その気持ちと戦ってはいけません。そんなときには悲しい映画をレンタルしてみましょう。友だちを呼んでそれについて話をしてみてはどうでしょう。好ましくない感情は耐えられないものでも恐ろしいものでもないということを、自分に教えてください。そのような感情を受け入れることも可能なのです。

⑥怒りは特に難しい感情です。これは派生的に生じることがよくあります。怒りの感情のかげには欲求不満、精神的苦痛、喪失の恐怖が潜んでいることがあります。自分の怒りを認め、何がそれをうながしているのか、突き止めましょう。心のなかでその瞬間のスナップ写真を撮ると考えてみてください。今度は一歩退いて、パノラマレンズを使って同じ写真

を撮ってみてください。その写真にはほかに何が写っていますか。ブッダはこう言っています、「怒りにしがみつくことは、熱い燃えさしを握り、誰かほかの人に向かって投げつけようとしているようなものだ。しかし燃えるのは自分のほうなのだ」と。

⑦ 罪悪感に駆られている人は、自分にその気持ちを告白してください。罪悪感に駆られていることを認めるのです。マインドフルというのは、批判的であることとは違うということを忘れないでください。自分に罰を宣告しようとしていませんか、もしそんな自分に気づいたら、もう一度考えてください。罰を加えたりしたら、またしてもマインドレスな食事のサイクルを始めてしまうだけでしょう。自分自身に情け深くなることで、もっと多くの力を得ることができます。さらなるマインドレスな食事のきっかけになるかもしれない否定的な感情が生じてくるのを防ぐ働きもしてくれるでしょう。

⑧ 感情に圧倒されそうになると、多くの人はそれを抑圧しようとするものです。しかしそのように感じたときには、身体のどこかに圧力弁があると想像してみてはどうでしょう。その調節つまみをゆっくりと回してください。少しずつ感情を外へ吐き出していくのです。ハンドルを回すのは自分の責任です。そのことを忘れないでください。

⑨ 日中と一日の終わりのどちらか、または両方に、何か決まった習慣がありますか。習慣をよく観察してみることは、その日一日を通して強まってきた感情を解き放すのに役立ちま

す。毎日の日課は自分についての自覚をうながす基礎知識として役に立ちます。一日一ページ日記を書いてみるのもいいでしょうし、心が慰められるような歌を歌うのもいいかもしれません。香料を炊いてみるという手もあります。大きな声で繰り返し祈りを唱えるのもいいでしょう。毎日同じ時刻にそれをするようにしてください。習慣を実行すれば、自分がよく知っている歌を耳にしたときのような気持ちになれます。馴染みがあり、わかりやすいのです。だからこそ、自分がどれほどそれを気に入っているかわかるのです。

⑩ 自分を傷つけてしまいたいような気持ちになったら、どうしたらいいでしょうか。そのときにはNGOや公的サービス（いのちの電話など）などのホットラインに電話してください。自分を傷つけたくなるというのは、その感情があまりにも激しく、自分の力ではもはや抑えきれないということです。その感情を和らげ理解するのを助けてくれる人がいっしょにいてくれる安全な場所を見つけてください。

忍耐は最も困難な規律のひとつである。しかし耐える人にこそ、最後に勝利が訪れるのである。

ブッダ

28 マインドフルな例え方―自分の感情を視覚化する

「私は脂肪を摂ることをひどく恐れています。大きな赤いビーチボールのように膨れ上がってしまうんじゃないか、って怖いんです。人に蹴り回されるようなボール、深みに飛んでいってしまおうものなら、とる価値もないと思われ、そのまま流されっぱなしにされるような、そんなボールです」

「私、皮膚が剥がされてしまったような感じがするんです。どんな感情もまるで、むき出しの神経の先端にチクチク触れるように感じられるんです。人に見られると、何か自分が丸裸で、無防備に感じられます。通気性のよい精神的皮膚があったらいいなあ、って思います。人を自分のなかへ入れることができて、かつ人が私の身体についてあれこれ批評するのをビクビクしなくてもいいように私を守ってくれるような、そんな皮膚です」

これらの発言は実に生々しい比喩です。いずれも問題を多くはらんだマインドレスな食事の経験を表現したものです。多くの話のなかから二点を例としてご紹介しました。類推、例え話、架空の作り話、物語、および個人的な逸話を作り、語ることで、自分の問題を表面だけでなくもっと深く見つめるよう、うながしていくことができます。自分の経験をイメージもしくは詩的な比喩に変換することで、問題から一歩退き、別の視点からじっくりと検証することができるようになるのです。

例えばケイトは、食べることをめぐる罪悪感と自分の身体についてのねじれた考えに苦しんでいました。そこでマインドフルな食べ方を視覚化することによって、そのような考え方と戦うことにしました。彼女は慢性的な身体の疲労を抱えていました。それはカロリー不足が原因でした。彼女はこの疲労を、ガソリン切れでフツフツと音を立てたかと思うと止まってしまう車に例えました。自分を小さな青いボルボにイメージし、自分が食べるものを車のタンクに入れる燃料とイメージしました。忙しければ忙しいほど、アクセルを強く踏み込めば踏み込むほど、より頻繁にガソリンをタンクいっぱいにしなければなりません。ただしそれは上質のガソリン（たんぱく質、複合炭水化物）です。安価なガソリン（ダイエットソーダ、クッキー、ポテトチップス）ではありません。ケイトは身体の動き方、およびその呼吸や歩行などの重要な機能によりマインドフルになりました。そして自分がマインドフルでないと、道を疾走しているうち、つか衝突し、自分の身体をダメにしてしまうと気づいたのです。

技能の習得 「マインドフルな食事を比喩に例える」

自分の食事問題はどのように見えますか、もしそれを言葉で表現できるとしたら、どのようになりますか。その色、形、大きさについて考えてください。それは動物のようですか、それとも人間、場所、または物体のようですか。まずはよく観察し、それからそのイメージを表現します。いったん言葉にしてしまえば、それをもっとマインドフルなイメージへと変換できるようになります。

29 鼻を使って自分の感情をコントロールする

自分がどのように感じているかわからない、ということもあるかもしれません。そんなときは、呼吸をしてみるとわかります。呼吸は感情を反映します。不安に感じているときには、呼吸は浅く速くなります。逆にリラックスしていると、ゆっくりとリズミカルになります。「かたずをのんだ」としたら、それはギョッとしておびえているという強烈な合図です。恋をすれば、「息が止まる」くらいに強い気持ちになるでしょう。自分の呼吸に関心をはらうことによって、自分の内的な感情にもっと自覚的になれるのです。自分がどんな気持ちでいるのかわからないという人は、まずは立ち止まってください。そして自分の呼吸に関心をはらってみましょう。呼吸を通し、自分の感情に耳を傾けてみましょう。

技能の習得

食べる前に深呼吸する

食べるということはストレスの多いことだ、と感じている人は大勢います。自分もそのひとりだ、という人は、テーブルに着いたらまず心の準備をしましょう。食べる前にマインドフルな状態になれるよう心構えをするのです。自分の身体的な感覚にすべての関心を集中してください。リラックスし、快適な状態になってください。椅子にもたれ、自分の身体の姿勢に自覚的になりましょう。筋肉をリラックスさせ、目を閉じます。身体がくつろげるようにしましょう。筋肉を緊張させ、そして力を抜きます。まずは深く息を吸うことから始めてください。ゆっくりゆっくりと深呼吸します。横隔膜が上下に動くようにしてください。呼吸の音に集中してください。緊張がほぐれ、身体が解放されていくにつれて、リラックスしていくのを感じましょう。空気の流れを追ってみましょう。空気が鼻を通ってのどへと入っていきます。肺を満たし、胸を動かします。ほんのちょっとの時間で自分の呼吸を感じてみるのです。こうしてマインドフルに食べる心の準備をしていきます。

30 心はどれほどの重みがあるか

体重計は体重をはかる手段だけでなく、自分の価値をはかる手段になることもあります。気分や幸せを決定する強力な要素となることがあるのです。こうした状態は、残念なことですが、自分のコントロールを自分の外側の何か別の事象にゆだねてしまうことになります。体重計の針が気に入らない数値を示したら、自分を厳しく批判してしまうかもしれません。これでは自分の心のバランスを危険にさらしてしまいます。自己批判的判断によって自分自身が支配されてしまうからです。文字どおり気が「重く」なることもあるでしょう。自分を批判するのではなく、むしろ自分自身の重みを心理的にはかるということについて考えるほうがずっと役に立つのではないでしょうか。

技能の習得
自己評価に重きをおく

食欲と食べ物の問題が自分にどれほど重くのしかかっているのか、じっくりと考えてみましょう。重力による物理的重さ（すなわち体重の数字）に取り組むよりも、生活のなかのほかのストレスの重みを軽くすることに取り組んでみましょう。自己評価は複数の要素から構成されています。知性、道徳、身体、社会、情緒、そして精神、それぞれの面から自分自身についてどう感じているか、考えてみてください。どの面が最もバランスが悪いですか。はかりを傾かせているのはどの面ですか。次に、生活のなかで、自分について良い感情を抱くときについて考えてください。必ず、身体または容姿とは関係のないときを見つけるようにしてください。食べることや体重とは関係がなく、自分自身について良い気持ちになるためにはどうしたらよいか、よく考えてみましょう。

31 マインドフルな食べ方と人間関係

自分にとって重要な人たちとの関係の特徴は、しばしば食べ物と自分との関係にとても似ていることがあります。「人間関係」という点から食べ物との相互関係について考えてみると有効なことがあります。なぜなら食べるということは、日々の生活において避けることのできない部分だからです。どれほどの関心を食べ物に向けるか、どの程度優先するか、毎日決断しています。それはパートナー、家族、友だちに対してどのようなバランスで優先し、関心をはらっていくか、ということに似ているかもしれません。ひょっとしてあなたの食べ方は、あなたの人間関係を反映しているのかもしれません。例えば、慢性的にダイエットをし、自分の価値は自分の体重と切り離せないものだと感じているとしたら、人間関係はさほど深いものではないのかもしれません。または食べ物を制限し、ある特定の食品を避けているとしたら、あなたの人間関係は比較的表面的なものかもしれません。一方的に偏った関係の場合もあります。そのような関係は孤独感をもたらし、自分が社会から切り離された気持ちにさせます。

ジャネットは自分のことを、食べ物との関係でいつも裁判にかけられている被告のようだ、と表現しました。ひと口食べるたびに、なぜ自分はそれを食べることを許されるべきなのか、その栄養的根拠をすべて明らかにしなければ、という気持ちになりました。頭のなかの目に見えない陪審団に、これを食べても太りはしない、ということを納得させなくてはならないのです。友人たちとの関係にも、これと似たような状況があると思われました。ジャネットは誰に対してであれ、「ノー」と言うことに罪悪感を覚えました。そのため、友だちと一緒にどこかに行くという簡単な決断をするにしても、何時間も悶々としていたのです。

技能の習得 食べ物との戦いをやめる

生活の中で、食べ物はどれほど重要なものでしょうか。それは自分の人間関係をどのように象徴しているか、マインドフルに考えてみましょう。食べ物との関係をどのように表現しますか。ひっそりとした隠れた場所でかわされる秘密の情事でしょうか。食べ物や食事の習慣を秘密にし、まわりの人には知られないようにしていますか。それとも愛憎関係でしょうか。大好きな食べ物に夢中になってしまうと、自己嫌悪に陥りますか。食べ物は、必要なときには頼りがいのある「友人」となってくれますか、それともできるなら出会いたくない敵、自分を征服しようとする敵として居すわろうとしますか。今の食べ物との関係を言葉で表現してみましょう。そして、本当はどのような関係にしたいのか考えてみましょう。平等で公平なコミュニケーションができる関係、そして身体と心の矛盾する欲求をも常にうまくこなしていける、そんな友人関係、もしくはパートナーシップをめざしましょう。

■人間関係がマインドレスな食事の引き金となることもある

ブッダは次のように述べています。「誠意のない、よこしまな友人に対しては野獣以上に注意が必要である。野獣はあなたの身体を傷つけるかもしれない。しかしよこしまな友人はあなたの心を傷つけるのだ」。この言葉は、好ましくない人間関係が人の心の状態と幸福感に対していかに有害であるかを簡潔に表現しています。対人問題がマインドフルに生活し行動する能力を制限してしまうということはよく知られています。自分の人間関係について、絶えず気になってしまうのです。「私は好かれているんだろうか」「どう思われているんだろうか」といった疑問が、心の最前線に位置してしまうかもしれません。人間関係の難しさで頭のなかがいっぱいになり、間近に迫った目の前のことに集中できなくなるおそれがあります。「目の前のことをこなしていく」、このことこそが、自分が大切な人のために生きていること、自分が人生を楽しんで生きられることを実感させてくれるのです。

こんな疑問をよく耳にします、「私の身体が本当に魅力的ではなかったら、人は私のことを好いてくれるんだろうか」。たしかに、見かけで最初の判断をしてしまいがちな人が多いのは事実です。しかし本当の関係はもっとずっと本質的つながりに基づいています。人間関係に本当にマインドフルであれば、相手をばらばらな視点からとらえるのではなく全体をよく見つめるようになります。相手の人間性のすべての側面を正しく評価できます。マインドフルな見方をすれば、相手の過去がどうであるか、未来がどうであるか、ということを理由に人の価値を評価したりしません。むしろ相手がこの瞬間においてどのような人であるか、ということからその人を評価するのです。その友人がその場に居合わせているという事実に、あなたはどう反応するか、何を感じ、どのような気持ちになるか、よく理解してみてください。これは、その友人の過去についてあなたが何を知っているか、または将来その人がどのような人物になるだろうか、こうしたことをあなたがどう思うか、ということとはまったく別のことです。

食事に問題がある人は、しばしば他人を喜ばせようとします。どうしたらほかの人を幸せにできるだろうか、ということについて、あれこれ考えます。自分の幸せを犠牲にしてでも人を喜ばせようとします。しかし人を喜ばせようとすると、マインドフルであるのが難しくなってきます。人がどのように反応するかといつも先へ先へと予測し、案じていなくてはならないからです。これは今、ここの時点に存在することで、充分に生きていこうとすることとは対照的です。その瞬間に感じることや、浮かんでくる気持ちに基づいて判断することと、過去や未来を含めあれこれ考えぬくこととは、まったく別です。

技能の習得
人間関係をチェックする

① 自分の身体についてほかの人がどう考えているのか心配だという人は、まず自分の人間関係の質を評価することから始めてください。ほかの人を見かけで判断していますか。もし自分に対して批判的だとしたら、そのような見方をほかの人にも投影しているのではないですか、そして相手もあなたのことを当然そのような目で見ていると予想しているのではないですか。このような見方が人間関係にどのように影響しているのか、よく考えてみましょう。人が本当にあなたのことを知ったときに気づかれたらどうしようと恐れていることとは何ですか。

② 人といっしょにいるときには、本当にその人たちといっしょにいるようにしてください。相手の目を見、相手の手に触れてください。心を会話に集中させてください。どのような感情や考えが生じてくるか、注目してみましょう。

技能の習得

マインドフルなボディトーク

① 友人からどのようなメッセージを受け取り、どのようなメッセージを相手に送っているのか、もっとよく自覚してみましょう。ブッダは次のように述べています、「一本のろうそくで何千本というろうそくに火を灯すことができる。それによってそのろうそくの命が縮められるということはない。幸せは共有することによって削減されることは決してないのである」。肥満恐怖症的な発言はやめましょう。他人の身体をじろじろ眺めるようなことも慎んでください。体重のことで人をくすくす笑ったりするのもいけません。ほかの人の外観についてけなすような話に関わるのは拒否してください。もし相手の姿にざっと見て批評的な発言をする自分に気づいたら、肯定的な目でよく観察し、それに対抗してください。純粋に相手を誉めてあげてください。

② 他人の体重については、絶対に、絶対に口にしてはいけません。絶対にです。あなたは自分の発言が相手にとってどのような意味をもつことになるのか、わかっていません。自分の発言がその人にどのような影響をもたらすのか、理解していないのです。マインドレスに食べる人は、自分の体重についての他人の発言（肯定的なものも批判的なものも両方）

がどれほど自分の食習慣を左右するか、繰り返し報告しています。食べる量が不足しているのは、不健康なばかりか危険でさえあります。ところが善意からとはいえ、最愛の人、または同僚たちから「おお、君は本当に痩せて見えるよ」「あなたは体重を減らす必要ないわね」と言われたことで、このような食べ方がますます助長されてしまうのです。どうしても何か言わなくてはならないときには、一般的な誉め言葉を使ってみてはどうでしょう。「今日、君は本当にすてきに見えるよ」といったようにです。体重を強調してはいけません。「太って見える」、または「体重が増えたんじゃない」といった言い方は、非常に残酷なものともなりかねません。相手のお尻、太もも、またはお腹でその人の価値を評価するのではなく、その人の情緒的、知的双方の面から評価してください。

32 「心」対「空腹欲求」

マリーはバレンタインデーにある願望を抱いていました。チョコレートがいっぱいに詰まった大きな赤いベルベットのハートの箱をもらいたいと思っていたのです。祝日の数日前、彼女は贈り物が欲しくて欲しくてたまらない気持ちで、その箱がどれほどかわいいだろうと想像しながら待っていました。皮肉なことに、彼女は甘い食べ物にアレルギーがありました。そのためチョコレートは好きでもないし、めったに口にすることはありませんでした。マリーは自分が待っているものがチョコレートではなく、大きな赤いハートが象徴しているものだということに気づいていませんでした。彼女は愛されたかったのです。恋人が象徴的な贈り物で愛情を示してくれることを望んでいたのです。このエピソードは、心が強く望むものと胃が欲するものとの間に存在する、ある種の混乱を明確に示しています。

仏教の理論では、渇望は苦しみの根源であると考えます。精神的渇望は身体的空腹よりも強力で、満たしがたいものです。破壊的になることもあります。精神的願望は、食べたいという願望ほど明白でもなければ、予測可能なものでもありません。マインドフルになるにつれて、自分の心が何を熱望しているのか気づき始めるでしょう。例えば、人との交際、愛情、権力、そしてコントロールなどです。食べ物とは違って、これらの願望はそんなに簡単に満たすことができません。時々、人は自分の心の願望を誤解することがあります。自分の心をもっと大切にしなければいけないときに、誤って自分の身体に食べ物を与えてしまうのです。

例えば、ジェシカはマインドフルに食べるようになる前、寂しいときや悲しいときに特に過食に陥りがちでした。現在は、心の慰めとして食べ物に手を伸ばす代わりに、マインドフルに友人に電話をかけるようにしています。ほかの人に話しかけることは非常に気持ちがよいので、過食について考えるのをやめることができます。人との交際から喜びを得られるようになったのです。

技能の習得 マインドフルの日記をつける

変化し続ける感情や願望の足どりをたどってみましょう。出かけるときにはいつもポケットサイズの日記帳を携帯してください。一瞬のうちに通り過ぎてしまう強力で激しい感情や渇望を経験したら、その瞬間に取り出せるよう、日記をそばに置いてください。または日めくり式のカレンダーを購入してもいいでしょう。一日を一時間刻みに分けたものがお勧めです。いつ、どんなことを感じたか、書き留めておいてください。その日の終わりにカレンダーをよく検討し、決まったパターンや傾向がないか、考えてみてください。コンピュータの前で過ごすことが多い人なら、簡単にアクセスできるドキュメントファイルを作ってはどうでしょう。一日のなかで考えがまとまらなくなったとき、精神的にどのようなことが起こっているのか、記録してください。

感情に加えて、空想についても記録し、検証してみましょう。空想は、意識的に何を渇望しているのか教えてくれることがあります。誰かとの特別な関係を想像しているとしたら、おそらく愛情や関心を求めているのでしょう。仕事の昇進について夢見ているという人は、権力、コントロール、および知的な刺激に強く憧れているのかもしれません。自分の心の渇望を満たすためにどのようなことができるか、考えてみましょう。

33 マインドフルに祝日のごちそうを楽しむ

多くの人は伝統的な祝日のごちそうを心待ちにしています。祝日はすべての人にとってのお祝いのときです、ただしマインドドレスに食べる人を除いてです。マインドドレスに食べる人にとって、料理を囲んでの集まりはあまり愉快なものではありません。体重が増えてしまうのではないかとヤキモキする気持ちでいては、祝うべきものも祝えません。祝日のごちそうは誰にとっても特別な存在になります。誰もがたくさん食べてしまいたくなるのです。そうしてマインドレスな食べ方が奨励されてしまうのです。

祝日に家族といっしょに過ごすことも、確実にマインドレスな食べ方の引き金となります。家族との再会は楽しいものですが、それと同じくらいストレスのたまるものともなります。非常に感情的になり、対立も起こりやすくなります。家族といっしょにのんびり過ごしていると、自分をふがいなく感じる気持ちが芽生えてくることがあります。コントロールされている、無視されている、または相手を喜ばせたい、という思いが支配的になってしまうのです。昔の楽しかった祝日の思い出が強烈によみがえってくるかもしれません。そのせいで、もっと定期的に家族と連絡をとることができればいいのに、と寂しさを感じることもあるでしょう。ある女性は、クリスマスの祝日を究極的な挑戦と述べています。彼女のふたつの弱点、家族と食べ物を同時に経験することになるからです。

技能の習得 祝日の食事計画

● あらかじめマインドフルに計画を立てましょう。自分にとって祝日を意味づける料理は何ですか。その特別な料理を少し食べるということにしてみてはどうでしょうか。メニュー全体を自分で管理できるよう、食事の用意を申し出てみてください。マインドレスな食事への引き金にならないような料理、もしくはその可能性を高くしないような料理をつくってみてはどうでしょう。

● 祝日の食事をほかの人の家で食べる予定になっているときは、出かける前にマインドフルな軽食をとっておくとよいでしょう。フットボールの試合や祝日のパレードが終わるまで待つのはやめてください。そんなことをしていると、身体は満足感を得るために、コントロールできないような空腹の合図を送ってくるでしょう。

● 民族的、文化的な固有の伝統にはマインドフルであってください。

● 慢性的に食べる量が不足している人にとって、祝日を過ごすのは極めて難しいものです。食事問題が頭をもたげてくる前に、自分の記憶をもう一度振り返ってみてください。そして食べたいものは何か、確認しておくとよいでしょう。幸せな気持ちになれるものを食べてください。祝日の意味を実感しましょう。例えば、七月四日（訳注　アメリカの独立記念日）なら、我々が食べ物を自由に選択してそれを自由に食べることができるという「自由の国」について祝ってください。

● 食べすぎを防ぐために、その一瞬一瞬の経験をよく理解してください。テーブルに着いたら、ゆっくりと食べてください。全体をよく見てください。自分の料理の香りと味を確かめてください。祝日の雰囲気を胸いっぱいに吸い込んでください。

●自分のお皿の料理を食べ終わったら、お代わりをとる前に二十分待ちましょう。食欲をつかさどる脳の一部が食べたものを記録し、身体と大脳にもう満腹であるという情報を送るには約二十分かかるからです。これらの合図を送受信するのに必要な時間を身体と心に与えてください。

●同じ食材がさまざまな料理に調理されて出てきたら、好きなほうを選んでください。例えば、マッシュポテトとスウィートポテトが並んでいたら、どちらを食べたほうがより満足感を得られるか、よく考えてみましょう。または両方を少しずつ食べるというのもいいかもしれません。

●すでにどれほど食べたのかわからなくなったときには、同じものが重ならないようにして、料理を自分のお皿にのせます。まずはそうしてみて、そのうえで待ってみましょう。自分の身体はどのような反応を示すか、ようすをうかがってください。

34 マインドフルに外食する

食べ物との関係しだいで、食事は特別楽しいことにもなり得ますし、逆に悪夢になることもあります。例えば、ジルはちょっと変わったカフェが大好きで、地元の多くのタイ料理レストランの常連でした。外食すれば彼女が料理をする必要はありませんし、彼女が何をつくろうと到底お店の味にはかないませんでした。ただ外食の暗い側面として、エネルギーをとりすぎてしまうという心配がありました。お店で食べる場合、食材の用意のしかたを自分でコントロールができません。自分がどれほどのカロリーを消費しているのかわからないのです。そのため罪悪感に駆られます。彼女は自分へのごほうびとして外食をするときには、マインドレスに食べました。彼女にとって外食は、大きな喜びと、それと同じくらい大きな後悔が入り混じるものだったのです。

外食が特別な出来事だとしても、だからといってマインドレスに食べていいというわけではありません。注意深く、よく自覚して、批評することなく食事をするのはどこでもできることです。レストランでも料理をゆっくりとよく味わって食べることで、マインドフルに食べることはできます。自宅とまったく同じようにです。料理よりもむしろレストランの雰囲気とサービスこそが本当に楽しいと考えられるようになってください。外食に出かけるというのは、楽しみや社交上の付き合いであることが多いでしょう。社交的であるべきか、それともマインドレスに食べてしまうか、選択に迫られるような気持ちになることもあるかもしれません。しかし、両者は互いに相いれないものというわけではありません。友人と外食に出かけると否定的な気持ちに駆られる、またはストレスがたまる、というときは、そういう心の裏側に何があるのか、マインドフルに考えてみましょう。ひょっとしたら、恐怖心が、コントロールを失ってしまうのではないかと思わせているのかもしれません。そのような恐怖に対抗するために、外食の機会を利用してみてはどうでしょう。自分の人間関係にマインドフルになる機会、マインドフルに食べる技能を練習する機会とするのです。

友人といっしょに食事をするときに、料理を比べてしまうというのはよくあることです。なかなかやっかいなものでもあります。そういう人は、ほかの人が食べているものを基準にして自分の料理との順位づけをします。これはマインドレスな食べ方の一例ともいえます。なぜなら、自分の行動よりもほかの人の行動に、よりマインドフルになっているからです。自分の経験も、食べ物との関係も、ともに独自のものです。したがって、自分の経験に集中して、じっくりとよく考えることこそが大切なのです。自分のお皿の料理を食べれば、それでよいのです。

技能の習得　外食のための11の方法

① 外食についての計画の第一歩は、レストランをマインドフルに選ぶことです。膨大な数の健康的で興味をそそるレストランのなかからひとつを選ぶということです。バイキング形式、食べ放題、定額料金制、三品メニュー、または選択が限られているようなレストランは避けてください。このような店では、空腹時に食料雑貨店に行き自分で選択して食べ物を選ぶのとは違い、とりあえず手っ取り早いものから食べ始めるのと同じ状況に陥ってしまうからです。

② マインドレスな食べ方を避けるために、出かける前に軽く何かつまんでおくといいでしょう。空きっ腹で行くのはやめましょう。この食事のためにそれまでカロリーをセーブしておく、などということもしてはいけません。ガツガツの空きっ腹よりほどほどにお腹が空いているというときのほうが、ずっと簡単にマインドフルに料理を選べます。ふだんなら手をつけそうもない料理は避けることができるでしょう。ところがとことん空きっ腹になってしまうと、自分の目の前におかれているものが何だろうと、片っ端から平らげてしまいます。一方、ほどほどの空腹なら選択する余裕があります。本当に空腹だと、きっと注

文しすぎてしまうでしょう。では食べすぎを避けるためにはどうしたらいいでしょう。自宅でも用意できそうな料理を選ぶといいと思います。ゆっくりと味わい、充分に楽しんでください。

③ マインドフルに食べるとともに、まわりの人や食べ物との関係に溶け込むようにしましょう。話をし、笑い、楽しいときを過ごしましょう。食べることへの罪悪感に支配されそうになったら、いっしょにいる人にじっと目を向けてみましょう。九〇パーセントの関心を注いでください。

④ ほかの人が注文した料理と自分が注文した料理を比較してしまう人、もしくは体重をめぐって他人に競争心を燃やしてしまいがちな人がいます。そのような人はまず、自分が先に料理を注文しましょう。そうすれば、自分が選んだものを変更したくなることもないでしょう。料理について肯定的に話をしましょう。料理の味を誉めてください。まわりの人が料理について批判的に話していても、加わってはいけません。あなたの不安をますます高めてしまう人、または自分の食事問題に集中しすぎている人といっしょに外食するのは、よく考えたほうがいいかもしれません。マインドフルな食事の良いモデルとなってくれる人を見つけましょう。

⑤ 相手といっしょに料理を注文し、分け合うことで、人間関係により重点をおくようにしま

しょう。ふだんは口にすることを禁じている料理をどうしても食べたいと思うこともあるでしょう。例えば前菜やデザートなどです。そんなときは同じテーブルの人に、半分ずつ分け合って食べてくれないか、と頼んでみてはどうでしょう。異国情緒あふれる料理を分け合うというのはきっと楽しいはずです。何を選ぶかいっしょに決めてください。自分はあれを食べられない、これを食べられない、などとくどくど話すのではなく、自分の好き嫌いについてよく話し合ってください。楽しく過ごしましょう。食事をエンジョイしてください。

⑥

人が食べるものを批評してはいけません。自分が選んだ食べ物についてあれこれ批評する人といっしょに食事をしたいと思う人などいません。あなたがとても触る気にもならないような脂っこいフライドポテトを誰かが選んだとしたら、自分がそれにどう反応するか、よく注意して自覚してみましょう、「私は今、批評しようとしている、もっと情け深い気持ちにならなくては。それと同時に、私は自分が嫉妬深く、批判的になっていることに気づいている。私は自分の食事に、自分の食事だけに集中しよう」。そう自分に言い聞かせてください。一方、連れの人が自分よりももっと痩せていて、しかも自分よりも少なく食べていることに罪悪感を覚えることがあるかもしれません。そのときもやはり、自分にとって必要なこと、自分の心のなかで起こっているすべてのことにマインドフルになってください。

⑦ お祝いをしたり楽しんだりするための方法として食べ物を利用するのは、最小限にとどめましょう。贈り物を買う、カードを送る、非常に思いやりのあるボイスメール（訳注 コンピュータを使って送信する音声伝言システム）を残す、といった方法をとってみてください。時には冗談で、ストレスの多い一日の緊張を癒すには「チョコレート注射が一発必要だよね」などということもあります。でも結局、食べ物には決してそのような効果がないということは明らかです。食べ物が究極的な安らぎを与えてくれるという考えを助長するようなことは、まったくもって危険です。

⑧ 自分が注文するものを自慢してはいけません。時々、まわりに認めてもらいたい、もしくは羨ましがられたいがために、自分の料理をチーズ、オイル、バター抜きにしてほしいと注文する人がいます。レストランでは、まわりの反応をうながすためにではなく、自分の味の好みに基づいた注文をしてください。

⑨ マインドドレスに自分の料理をつつくのは避けてください。パンがテーブルに運ばれてきたら、ひとつかふたつとり、残りは返してください。パンやバターは最もマインドドレスに食べがちなもののひとつです。また、自分の食事を終えたら、お皿を脇へのけてください。お店の人にお皿を下げてくれるよう頼んでもいいでしょう。食べ物が自分の前にあると、マインドドレスにより多くの料理をお皿にとったり、それをつついたりしがちなのです。

⑩ 人との付き合いに食事を利用することをできるだけ避けましょう。友人にたびたびディナーに出かけようと誘われる場合は、コーヒーか紅茶を飲んで会おうと提案してみてはどうでしょう。散歩や映画など食べ物とは関係のないことを計画してみてください。またはディナーを用意して友人を招待してはどうでしょう。

⑪ 食事をしながらのビジネスミーティングや重要な話し合いはしないでください。極めて重要な、もしくは感情的な会話をしなければならないときに、食べることに関心をはらうのは難しいことです。緊張を和らげるために、無意識に食べ物を利用してしまうものです。

35 自分の遺伝的な体型を認める

ベシーの家族はよく冗談で、彼女も家族のほかの女性たち同様、「生まれながらにがっしりとしたお尻をしている」と言いました。彼女の父方の女性たちは全員、がっしりとした腰とお尻をしていました。それはベシーがトレーニングをするときに思い浮かべる、ほっそりとしてきゃしゃなお尻とは痛々しいほど対照的でした。彼女の家族の血筋をよく調べてみれば、六号サイズのパンツにぴったり合うようになりたいという彼女の願望が非現実的なことは明らかでした。どれほどダイエットをし、どれほどトレーニングをしても、彼女の骨格と身体のタイプは変わりそうにありませんでした。もし家族が自分の食事をなかなか調節できないでいるとしたら、残念なことですが、同様のことがあなたに起きるかもしれません。

体型と体重の幅は、遺伝子によって大きな影響を受けます。骨の大きさ、新陳代謝率、脂肪の蓄積する部位は、瞳や髪の色、背の高さと同じくらい遺伝子コードによって決定されているのです。

「セットポイント理論」によれば、体重幅は遺伝的にあらかじめ定めていると仮定されます。身体はその範囲内に体重を保とうとします。そのためその範囲、つまりセットポイントよりも体重が減ったり、逆に増えたりしないように、新陳代謝と食べ物の貯蔵能力を自動的に調節するのです。セットポイント理論では、全体的な体型を変えるためにできることはほとんどないとしています。くつのサイズ、身長、瞳の色がその人物のあらかじめ決められた一部であるのと同じようにです。このような部分を変えるためにできることといえば、コンタクトレンズにちょっと色をつけ、高いヒールのくつをはくことぐらいです。体型についても同様でしょう。着る洋服や、運動によって筋肉を引き締めることで、見た感じを微妙に変えることぐらいしかできません。

アンジーは、五フィート三インチ（訳注　約一六〇センチメートル）の身長です。彼女の体重は自然に一一五ポンド～一二五ポンド（訳注　約五二・五～約五六・七キログラム）内へおさまります。彼女がマインドフルに食べていれば、彼女の体重はこの範囲内で快適に保たれます。彼女は、体重が一一五ポンドのときにはたとえわずかにしろ体重を減らすことは極めて困難だと感じます。一方、上限の体重に達してしまうと不快に感じられました。アンジーは自分の身体の声に耳を貸すことができました。そのおかげでマインドフルに食べ、自然な体重の範囲内にとどまっていることができました。

技能の習得　自分の自然な体型を見つける

家系図を描いてみましょう。そして、マインドレスな食べ方に苦労している家族のメンバーを明らかにしてください。食べ物や体重がこれまで会話の話題にのぼったことがないという場合は、家族の写真を見てください。子ども時代から高齢になるにつれて身体がどのように変化しているかを考慮してください。食べすぎ、食べる量が少ない、または混乱した食べ方が家族のパターンになっているかどうかを考えてみましょう。このような点について考える一方で、人から感心されたり誉められたりする家族の資質をありがたく受けとめましょう。個性的な緑の瞳、自然にカールする髪などです。

■養子の家族と食べ物との関係

自分は養子だという人、もしくは実の両親以外の人びとと食べる機会が多いという人もいるかと思います。そのような人は、主に世話をしてくれた人たちの存在があなたの食習慣に依然として重要な役割を占めているといえるでしょう。その人たちが与えてくれた食べ物や、食べ物についてのメッセージによって、このようなことが起こったのです。微妙で、マインドレスな食習慣はどのようにして学ばれていくのでしょうか。その痛ましい例をリンダの母親にみることができます。リンダの母親は自分の娘に対してダイエットを勧めることはありませんでしたが、自分の食事については常に制限していました。リンダの母親は、自分が家族のために用意した凝った食事には一度も手をつけたことがありませんでした。リンダは母親の食習慣を観察し、無意識にそれを自分自身のなかへ組み入れたのです。彼女は、母親が避けた食べ物を自分も食べようとしませんでした。それらは脂肪が多すぎるものだったからです。自分の環境やモデルとなった人たちの影響を決して軽く考えてはいけません。

技能の習得

学習してきた食習慣を明らかにする

子どもの頃の「典型的な食事」は、どのようなものから成っていたでしょうか、リストに書き出してみてください。一日に何度食事をとったか、よく食べた食品やおやつは何だったか、あげてみてください。子どもの頃や青年期の頃に自分の身体、食べ物、食べ方についてどのようなメッセージを受け取りましたか。それらのメッセージは現在どのように影響していますか。自分の家族や仲間のなかで、どのような食文化を作っていきたいと思いますか。

36 マインドレスな食事に陥りがちな環境を変える

マインドレスな食事は、同じ場所で何度も何度も繰り返し起こる可能性があります。人はいろいろなショートカットを利用して生活を簡単にするために手っ取り早く対処していこうとします。例えば、今、下着を探しているとしましょう。手は下着が入った引き出しへ自動的に伸びているのではないですか。もし引き出しを整理しなおし、下着を別の場所へ入れたとしても、新しいショートカットが脳のなかで形成されるまでは、手は自動的にもとの引き出しへ行ってしまうでしょう。人は出来事を結びつけることで、物事をより簡単にしてしまいがちです。そのため、古いつながりを壊し新しいつながりを形成するためには、相当努力が必要なのです。

ある特定の場所ではマインドレスな食べ方をしてしまう、という場合、脳はおそらく無意識にそれを記憶し、習慣化して行動しているのでしょう。どのような状況であれ、決してテレビやコンピュータの前で食べてはいけません。車を運転しながら、電話をしながら、というのはもってのほかです。これらの場所はマインドレスな食べ方をしてしまうことでよく知られています。ジェシカの場合、マインドレスに食べてしまいがちな場所は自宅のキッチンでした。彼女は食事をコントロールできるよう、自宅にマインドフルに食べる避難場所を作りました。冷蔵庫、電話、テレビのほか、気をそらせるようなものから離れた場所です。食べる前に、彼女は自分が食べるつもりの分の食事をすべてテーブルの上に並べました。そうすることで、キッチンへ戻らなくてもいいようにしたのです。彼女はリラックスし、ひと口食べるごとに深呼吸をすることができるようになりました。そして食べている過程で自分自身をよく観察できるようになったのです。こうして食べるペースをゆっくりにし、食事をマインドフルに楽しめるようになりました。

セルフサービスのお店では、コントロールせずに無意識に食べてしまいがちです。料理が大量にあるところでは、マインドレスな食べ方に陥りやすくなります。食べたいと思うものを選ぶというより、「お金を支払った分は食べたい」「どの料理もすべて試してみたい」といった気持ちで料理を選んでしまうからです。食べすぎてしまう人たちにとって、バイキング形式の食事は圧倒せんばかりの選択の海です。逆に食べる量が不足している人たちにとっても、やはりバイキング形式の食事は難しく感じられます。何でも新しい料理を試してみるというよりもむしろ、何とかその場に対処しようとして、自分がよく知っている料理にしか手を出さなくなってしまうからです。バイキング形式の食事で味わえる楽しさもあるでしょう。しかし食べる量が不足している、食べすぎてしまう、混乱した食べ方をする人たちにとって、あまりにも多すぎる料理によって引き起こされる不安は、そのような楽しさをはるかに越え、打ち消してしまうのです。マインドフルな食べ方がすっかり定着するまでは、そのようなところへ行くのは避けたほうが賢明でしょう。

技能の習得
マインドレスな食べ方へと誘う状況を変える

どのような状況で、よく考えもせずに食べたくなる誘惑に駆られますか、そんな誘惑を起こさせるような状況を知ってください。あなたが最もマインドレスに食べてしまいがちな場所はどこか、確認してみましょう。キッチンですか、地元のコーヒーショップですか、それとも自分の机でしょうか。自分の環境のなかのどこかをマインドフルな食事を助けてくれる場所に変えるにはどうしたらいいか、何か良い方法を見つけてください。そこでは、食べている最中にあなたの気持ちをそらすようなものが一切ないように片づけてください。電話などがあるとマインドフルな状態から気持ちが引き離されてしまいます。どこか別な場所へ移動させたほうがいいでしょう。

場所を設定する場合は、キッチン（または冷蔵庫）に向き合わないようにしましょう。食べ始める前に料理をテーブルに用意しておきます。そうすればもう席を立つ必要がなくなります。もしくは、どこか新しい空間をつくってもいいでしょう。マインドフルな状態になれるような静かで安らかな環境にしつらえてください。あなたがそうしたいのなら、お香をたいたり照明を変えたりしても結構です。かわいいテーブルクロスや生き生きとした花を添えてみるのもいいでしょう。心が和む音楽をかけてみてはどうでしょう。危険な領域には「マインドフルに食べよう」というメモを貼ってください。マインドフルな状態になるよう、再度注意をうながすのです。

37 食事以外の活動にマインドフルになる

残念なことですが、退屈したりむなしさを感じたりすると、お腹が空いていなくても食べてしまうことがよくあります。食べていれば、もしくは絶えず食べることについて考えていれば、ある程度の時間はつぶれます。ちゃんと目的をもって時間を過ごしているような気分になります。一日の大半をひとりでいるむなしさを感じながら過ごしている人は、もう一度、元気を補給する必要があるかもしれません。何か食べること以外の活動にマインドフルになってみましょう。食べ物と同じくらいあなたを満たしてくれること、あなたの魂にも栄養を与えてくれることをマインドフルに考えてみましょう。

技能の習得 退屈を阻止する

休息の時間に食べ物に手が伸びたり食べ物のことを考えたりしないようにしてくれる活動はないですか。リストにして書き出してみましょう。優しい気持ちで親切な言葉をかけ、心を込めて他人のために尽くすことは回復する力になります。このことを心に留めておいてください。積極的に気持ちを呼び覚まして、身体を動かしましょう。マインドフルに買い物に出かけてみてください。本を読み、趣味やスポーツに参加してみましょう。誰かに電話をかけてみてはどうですか。昼寝をするのもいいでしょう。日記を書いてみてください。食べること以外のことをマインドフルに考えてみてください。思いやりのある友人たちといっしょに過ごすことは、それこそ気持ちと心を満たすための飛びぬけてすばらしい方法です。何をするにしても、世の中に積極的に関わっていくことで自分の心を満たすようにしてください。

38 マインドレスに不完全になる

ジュリーは、自分は食べ物に関して何らこれといった問題も困っていることもないと思っていました。彼女は完璧主義者でした。表面的には、彼女の生活のすべてが完璧であるように見えました。ただし、そうではなかったのです。彼女は学校では優秀な成績をとり、すばらしい仕事を見つけました。同僚たちからも賞賛されてきました。しかし自分の身体については常に不満に思っていました。果てしない自己不満に駆られてきたのです。どうしても自己批判を頭のなかから振りはらうことができませんでした。そのため自分が何を成し遂げても、正当に評価できなかったのです。

自分自身について嫌な気分を抱いていると、マインドレスな食べ方へと陥りがちになります。貧相な自己イメージはたいてい人生の早い時期に始まり、さまざまな経験を通して助長されていきます。完璧に行動すれば、多くの場合、人に認められ、誉められます。全優の成績、引き締まった身体、それが何であろうと、極めて高いレベルで生きていれば、他人から賞賛され、うらやましがられるのです。これは「すべて問題なし」という幻想を生み出すことがあります。しかし自分の身体に対して非現実的なほどハイレベルな目標を掲げて生きようとすると、人生を惨めに過ごす結果になりかねません。ほかに何を成し遂げようと、自分は失敗者だと確信してしまうのです。

自分の見かけの姿に対する強迫的な心配のもとには何があるのか、目を向けてみましょう。そうすればあなたが本当に恐れているのは何か、わかるかもしれません。自分が他人の関心や賞賛を受けられるほどすばらしくもなく、気も利かず、知的でもなかったらどうしようか、ということを恐れているのかもしれません。またはほかの人には一切、自分の生活に入ってきてほしくないと望んでいるのかもしれないのです。完璧な外見のかげに隠れてしまうほうがずっと簡単です。外見がすばらしければ、一見するといかにも「すべてがきちんとまとまっている」ように思わせることができます。完璧主義は、完璧な身体をもちたいという願望をよりいっそう強めることにつながります。しかし完璧を求めると罠に陥ることにもなりかねません。自分の生活を楽しみ、自分の成し遂げたことを誇りに思うことができなくなるのです。

技能の習得 前向きな自分を思い出す

あなたは完璧主義ですか。「私は充分に良いとはいえない」「もしミスなんかしたら嫌われてしまう」「私はまさしく最高でなければならない」、このような言葉を自分自身に（または他人に）言っている自分に気づくことがありますか。自分に対するこのような非現実的な期待は、そもそもどこから生じているのか、考えてみましょう。両親があなたに成功するようプレッシャーをかけたのですか、それとも自分自身が自分を最も効果的に苦しめるための手段としてこのようなことをするのですか。自分を気持ち良く感じられるようになるために、ほかの人からの賞賛をあてにしてはいませんか。

① これらの質問に対する答えが「イエス」の人は、完璧主義の代償についてよく考えてみま

しょう。特に健康についてはどうでしょう。ストレスは精神的幸福をどれほど消耗し、悲嘆に暮れさせていますか。これらの観点から考えてみてください。ベストを尽くすことの大切さやメリットを重視しましょう。これは手に入らない完璧さを求めて必死に努力するのとはまったく異なることです。

② 自分が期待していること、目標としていることとはどのようなことか、リストアップしてみましょう。それらはどれほど現実的か、それぞれについて評価してみてください。

③ ちょっとしたことで結構です。何かわざと不完全に行ってみましょう。そしてどのようになったか、評価してみましょう。

④ 結果に目を向けるのではなく、そのプロセスにマインドフルになってください。

⑤ 失敗してしまった、食べることに苦労した、そう感じる日もあるでしょう。そのようなときには、自分の生活をもっと広い目でとらえてください。あなたの前向きな性質や達成（学位の終了、執筆の才能、ふたりの赤ん坊の世話、ほかの人に対する配慮のしかたなど）をリストにあげてください。このようなことは、よくあるその場しのぎのように思えるかもしれません。しかし、自分にとって何もかもがうまくいかないように感じられるときには、自分はこれでいいんだということを思い出させてくれる実質的なものが必要なこともあります。自分は人生でこんなにもたくさんのことを成し遂げてきたんだ、と思い出させ

てくれるものです。

リストを作ったら、必要なときに目に入る場所に掲げてください。悲しかったり気分が晴れなかったりすると、とかく否定的な考えに溺れてしまいがちです。そのほうが自分の前向きな面を思い出すより簡単だからです。自分の前向きな面を見つけられないという場合は、友だちといっしょにリストを作ってみてはどうでしょう。もしくはお互いに相手のリストを作ってみてもいいでしょう。友だちにリストのコピーを渡しておき、外の世界からそんな自分の面を思い出させてくれるものが必要なときに、その友だちに電話をかけてください。あなたの長所を思い出せてくれるような人を大切な友だちにすべきでしょう。

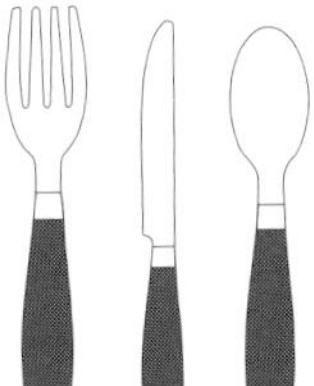

Part 4

思想がマインドフルであること

思想は言葉として表すことで明確になる。
言葉は行動として表すことで明確になる。
行いは習慣へと発展する。
習慣は確立すると性質になる。
したがって思想とその行方を慎重に見守りなさい。
そして思想が愛から生じ、
万物に対するいたわりから生まれるようにしなさい。
ブッダ

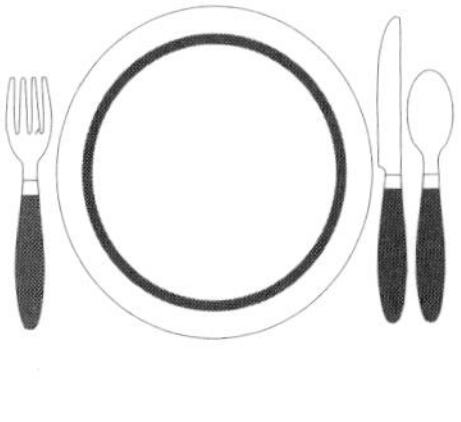

39 マインドレスな考えを変える

マインドレスな考えは、鏡のビックリハウスに似ています。ガラスに傷があると、鏡は本当の姿を映し出すことができません。鏡のゆがみ方によって、本当の姿がどのように見えるのかわからなくなるのです。食べることに問題を抱えている人は、ゆがんだ思考パターンにしつこく悩まされています。このパターンは鏡のビックリハウスのゆがみとよく似ています。マインドレスな考えの作用によって、状況を賢く判断できなくなります。マインドレスな考えは無意識のうちに食習慣に影響を与えることになるのです。このようなゆがんだ考えがあるなら、まずはその存在を明らかにすることが第一歩です。

マインドレスに食べる人は、極端な思考パターンに陥りがちです。車がぬかるみにはまるのとよく似ています。ぬかるみのなかでは、タイヤを回せば回すほど車はますます深く沈んでいきます。詳しくみてみると、マインドレスに食べる人の論理はゆがんだ知覚によって繰り返し影響を受けていることがわかります。対照的に、中道をとる人たちは、極端に走ることなく、節度ある考えをします。それはその瞬間において注意深く考え、批判的になることなく受け入れていこうとする考えです。

次に、マインドレスな考え方の九つのタイプについて説明します。同時に、中道はどのようにその問題点に対処していくかということもお話しします。

①**極端な考え**——「どちらか一方」／「Aか、それともB」といった考え。中間の立場、またはどちらともいえないという領域は一切認めません。例えば「私は完璧か、もしくは失敗者のどちらか」「私は美しいか、さもなければ醜い」といった考えです。一方、中道では次のようになるでしょう。「私は自分の身体のすべての面について満足しているとはいえないかもしれない。でも、醜いということもないわ。自分の身体や自分のことで気に入っているところもたくさんある。気に入らないところもあるけど」

②**最悪のケースのシナリオ**——その状況から考えられる結果を、過剰に一般化してしまう心のクセ。例えば「もしこのクッキーを食べたら、私は体重が一〇ポンド（訳注　約四・五キログラム）増えてしまうわ。そうしたらもう誰も私とは二度といっしょに出かけたいとは思わなくなってしまう」となります。一方、中道では次のようになります。「このクッキーを食べたからってまさか一〇ポンドも増えたりしないわ。自分自身についてもっと気持ちよく感じられるように、節度ある食べ方を心がけよう。身体以外のことで、私を好きになってくれる人だっているわ」

③**事実を誇張する考え**——ひとつの原則がほかの状況にも同じように当てはまると決めてかか

ること。例えば、「太っているということはだらしがないに違いないということだ」といったようにです。一方、中道なら「体重が多すぎるからといって、それは私の活力や私の人格とは関係ないわ」となります。

④**ささいなことを巨大視する考え**――ちょっとしたことなのに、その重要性を極限まで大きく広げようとする心のクセ。例えば「もしまたパージング（吐くこと）してしまったら、私の人生は永久的に台なしになってしまう」というようにです。これが中道なら「食べ物をパージングしてしまうときというのは、自分でも好きじゃない。私の身体にとってもとてもつらいことだわ。それにその後で、私は嫌な気分になる」となります。

⑤**アブラカタブラ（呪文の考え）**――まるで特別な力をもっているかのように思われる迷信的確信。例えば「一日に三マイル走れば、体重は増えない」といった考えです。一方、中道なら「私の体重の減り方は、いろいろな要因で決まるわ。私は健康的に運動をしたい」となるでしょう。

⑥**見て見ぬふりをしようとする考え**――大切な情報を無視しようとすること。例えば「私に身体的な問題があるなんていう証拠は一切ないわ。だからお医者さんの言っていることはきっと間違っているのよ。私の食べ方は別に害はないもの」となります。一方、中道では「マインドレスな食べ方が身体に良くないことはわかっている。それを医者から指摘された

ときには不快な気持ちがしたけど、でも不健康な食事が及ぼす衝撃には気がついている。その結果についても自覚しているわ」となります。

⑦ **度を越した考え**――自分の重要性や状況との関連性を誇張してとらえる心のクセ。例えば「みんなが私の身体を見ている。私のことを笑っているんだわ」というようにです。これが中道なら「私は大げさに考えすぎているわ。今はまわりの視線にすごく敏感になっている気がする。ちらっと見られただけ、ただそれだけよ」となるでしょう。

⑧ **でたらめな理論**――誤った考えから発展した個人的な理論。例えば「食べ物をパージングしたら、安心できるわ。だから、パージングし続ければ、もう二度と苦しく感じることはないんじゃないかしら」と考えることです。一方、中道では「私の気持ちをリラックスさせてくれるものは、パージング以外にもたくさんあるわ。この方法しかないというわけでないのよ」となるでしょう。

⑨ **裏づけがない考え**――具体的な確証がまったくなく立てられた仮定。例えば「運動をたくさんするような痩せた人が常に好かれるのよ」といった具合です。中道なら「痩せていて運動をたくさんする人が好かれるというのが本当だったらいいな、と思う。だって自分をよりコントロールできているという気持ちにさせてくれることだから。でも、必ずしも誰もがそういう人を好むとは限らないということもわかっている。だから、これは真実とはい

えないわ」となるでしょう。

技能の習得「マインドレスな考えを観察し、なおしていく」

以上の九つのうち、実際によく行うものはどれか、確認してみましょう。どのような考え方であれ、そうしているのに気づいたら、自分に「今、私は『極端な考え』(ここに当てはまるタイプを記入してください)をしているわ。これは、何を食べたらいいかという私の判断に影響しているんだわ」と言ってください。その後、「じゃあ、中道をとったらとしたら、この考えはどんな言葉で表現されるのかしら」と自問してください。

40 食べ物を正確に評価する

食行動の大部分に名前をつけ、それぞれのカテゴリーに分けられることを知り、驚いた方もいるかもしれません。否定的で自己懲罰的なレッテルを貼るのはよくありません。かといって、「私は正しく食べている」「ポテトチップの誘惑に負けないようにしているんだから、私はすばらしい人だわ」といった肯定的な言い回しも、やはり有害であることに変わりはありません。良い意味をもつ言葉であろうと、批判的な意味合いを含む言葉であろうと、いずれにしても「経験についてただマインドフルであること」からは外れています。肯定的な言葉や否定的な言葉というのは、行動を助長するか戒めるかのどちらかです。いずれにせよ、その行動が再び起こる可能性を変えることはできません。

ひとつかみのポテトチップスを我慢するということは、マインドフルな食べ方の例にも、マインドレスな食べ方の例にもなります。それは、どれほど空腹であるか、またはポテトチップスを食べることがむちゃ食いという状況の一環となっているかどうか、といったさまざまな状況によって決まってくることです。同じ食品が、あるときには「良い」と考えられ、別のときには「悪い」と見なされることがあるのも確かです。自分が食べようと思っている食べ物をその瞬間にあれこれ批評せずに自分が必要な（しかも食べたいと思う）食べ物であるかどうか正確に評価すること、それこそがマインドフルな食べ方のカギです。

良いとも悪いとも評価されない食べ方は「中間」です。そのためこのような食べ方は自覚からするりと抜けてしまいがちです。果物や野菜は中間的な食べ物となることが最も多いものです。典型的なのがリンゴです。リンゴは「良くも悪くもなく」とらえられがちですが、食べているときに何も感じないという人はほとんどいないでしょう。マインドフルにリンゴを食べていると、そのみずみずしさ、サクサクとした歯ざわり、酸味について感じることを通して、中間的に食べることを考えられるようになるでしょう。食べることを「中間的」に経験すると、恥ずかしさや罪悪感に駆られた感情を抱くことなく食べることが可能であることを具体的に知ることができます。

技能の習得 食べ物について公平に考える

食べているとついつい自覚から抜けてしまいがちになる食べ物はどれでしょうか、そのような食べ物について考え、明らかにしてみましょう。食べ物を自覚的に「良い」「悪い」「中間」と分類することで、食べることと自分の感情が密接に絡み合って判断されていることが具体的にわかってくるでしょう。批判的になることなく、公平な視点から食べ物について考えるように努めてください。

41 マインドフルに想像する

成功した結果を想像することは、どのような行動であれ、何か行動を変えるためには不可欠です。しかし、しばしば人は無意識に予想から抜け出せなくなります。そして失敗に異常にこだわってしまうのです。「自己実現的予言」という心理学の原則によると、人は無意識のうちに、自分が予想していることに近づく道を進むような行動をとるそうです。失敗を予測すると、知らず知らずのうちに、失敗する可能性が高そうな行動をとってしまいます。その逆も同様です。成功を予測すれば、想像が実際の成功を助けてくれることがあるのです。

想像を活かすことで、その状況から一歩離れた視点に立って経験をとらえることができます。健康的で望むような結果を想像することができるのです。ブッダの言葉に次のようなものがあります、「自分はできると思う人がそれを可能にする」。この言葉は肯定的な想像の大切さを説いています。

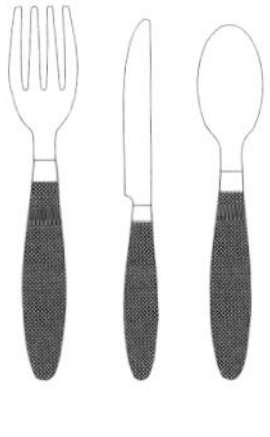

技能の習得 食事のようすをマインドフルに想像する

ふだん悩んでいるマインドレスな食べ方の例をひとつあげてください。例えば、外食のたびに自分が失敗することを人から期待されている気持ちになる、などです。これは悲しいことでもあり、かつ必要のないことでもあります。こうした困難な感情を解き明かすのに、想像の技法が役に立ちます。またマインドフルであることを脅かしている要因を突き止められるよう導いてもくれるでしょう。

ゆっくりと深く息を吸い、そして吐いてください。目を閉じ、横隔膜から呼吸を続けてください。お気に入りのイタリアンレストランへ入っていくところを想像してみましょう。店に入ると、よだれが出てきそうなガーリックとスパイスの匂いがします。それらの匂いを胸いっぱいに吸って、吐いてください。自分の呼吸と感覚に集中してください。リラックスします。レストランを見回してください。席に着き、腰をおろすさまを想像してください。テーブルクロスは赤と白のチェックのパターンです。空のワインボトルに長く赤いキャンドルが立てられています。そのキャンドルには火が灯されています。炎のゆらめきを見つめてください。BGMには、やわらかなイタリア音楽が流れています。今どのように感じているでしょうか、自分の気持ちに集中してみましょう。自分の感覚のすべてに触れてみてください。

ウェイターがテーブルに来てメニューを手渡します。メニューを開きながら、そのときの自分の感情をチェックしてください。どのような気持ちがしますか。心のなかでそれらの感情に名前をつけてください。何か引きつけられる料理はあるか、ざっとメニューに目を通してください。どのような考えが心に浮かんできますか。それらをあくまで単なる考えとしてとらえてください。意識のなかにどのような感情が流れ込んでは消えていくでしょうか。さまざまな選択肢に圧倒されそうな気持ちがしますか。これが食べたいと何か特定の料理を求める気持ちに罪悪感を抱きますか。自分の感情と呼吸に集中してください。

さあ、テーブルに食べたい料理が運ばれてきました。自分が注文した料理のようすをじっくりとうかがってみましょう。どのような香りがするか、触感は、味はどうか、言葉で表現してみてください。料理を口に入れてみましょう。どんなふうに感じますか。料理が胃のなかへ入っていくときに舌、歯、唇に当たる感触はどうでしょう。マインドフルな技能を適切にフル活用して、この食事をとるようすを想像してみてください。じっくりと観察し、受け入れます。批判的になってはいけません。失敗の考えにしがみつこうとするどのような態度をも自覚してください。身体のなかで料理はどのように感じられますか。心に浮かび上がってくるすべての感覚をそのまま感じていてください。

42 現実的で実行可能な方法を探す

マインドレスであれば、適切または正しいと思うものではなく、自分の生活のなかで有効に働くものを食べるようになるものです。マインドフルであれば、特定の結果を求めて必死に努力することも、特定の変化を求めることもありません。私たちはとかくこのようなことをしがちです。例えば、ある数字を勝手に選んで、それを体重の目標にしてしまうことなどがそうです。マインドフルというのは、実際のところ、何をすべきか、または何をするべきではないか、ということについては何ら指示してくれません。なぜならそれは批評することになってしまうからです。したがって、唯一この方法しかない、と明言しているようなダイエット方法は怪しいと思ってください。食習慣をコントロールする方法はたくさんあります。食べ物をめぐる根拠のない作り話、一時的なブームのダイエット法はすべて、食べるべき「適切なもの」をさもわかっているかのように明言します。しかし残念なことに、それらはすべて互いに矛盾しているのです。しかも、マインドフルに食べたら将来どのような結果になるか考えるほうが、実際にどうすることがマインドフルに食べるために役立つのかと考えることよりも簡単です。理想の体重についてあれこれ空想して過ごしている時間のほうが長いということはありませんか。

そのような人は、実際のところ、自分が考えている劇的な変化に本当に対応できるのか、自分の目標に到達するためにはどんなステップを踏んでいくことが必要なのか、自分自身にたずねてみることも必要でしょう。体重を一〇ポンド（訳注 約四・五キログラム）減らしたら、毎日もっとイライラすることになりませんか。自分の生活スタイルをますます制限し、身体にいっそう多くのストレスをかけることになりませんか。

マインドフルに食べる助けとなり、栄養的に役立ち、現実的なやり方であるならば、どのような方法を用いてもかまいません。自分が気に入らないライフスタイル、または自分のライフスタイルとは両立し得ないダイエット法や食べ物を選択したところで、うまくいくことはないでしょう。自分自身をよく知るということ、それがカギです。そうすることが、実行可能で、安全で、そして実用的な方法を決めるのに役立つのです。

ステイシーは問題の多い食べ方を続け、十年以上も苦しんできました。一度に何時間もジャンクフードをむちゃ食いすることがよくありました。たいてい、退屈さや寂しさから食べてしまうのです。多くのダイエットを試し、治療を受けてみたことも何度もありました。にもかかわらず、いったん食べ始めるとキッチンから離れられなくなるのです。ある日、彼女がむちゃ食いをしている最中のことでした。長年飼っている犬のミッキーが彼女の足元に座って彼女を見上げていたのです。ステイシーによれば、そのときミッキーの目はこう言っていたそうです、

「どうしてあなたは自分にこんなことをしているの。私はあなたのことが心配よ、あなたがこんなことをしている姿を見たくないわ」と。その時点で、ステイシーは食べ物を置き、キッチンを出ました。そしてミッキーを連れて散歩に出かけたのです。彼女は穏やかな気持ちを感じました。そして散歩をしている間、自分の気持ちに関心を集中し、じっくりと考えたのです。その後、彼女はむちゃ食いをしたいという激しい欲求に駆られるといつでもミッキーを散歩に連れ出し、近所を一回りするようになりました。自分の食事をコントロールするために「犬を散歩させる」という方法は、どんなダイエットブックにも載ってはいないでしょう。それでもステイシーにとっては、犬を散歩させることが効果を発揮したのです。

目標や、「…すべき」「…すべきではない」といったことに、あまり焦点をおくのはやめましょう。何が有効に機能するのかということを重視してください。そうすれば、どうすることがマインドフルな行動なのか、明らかになってきます。

技能の習得
食べ物について個人的に抱いている根拠のない考え

① 食べ物について、根拠もなくどのような考えを抱いているか、リストにあげてみてくださ

い。「…するべきである」とあなたが信じている行動のことです。例えば、食べ物に関する、こんな話があります。甘いものはすべて「悪い」、だから厳しく避けるべきである、といったものです。食べ物をめぐる「正しい話」「間違っている話」をリストにしたら、それらをマインドフルな考えにおきかえてみましょう。現実的で、有効に機能しそうなものに変換するのです。先ほどの例をより現実的な視点から考えると、このようになります、「たしかに甘いものをあまり多く食べすぎるのは健康に良くないわ、でも時々、ほどほどの量のデザートを食べるというなら、そのほうがより現実的だわ、実行可能な考え方じゃないかしら」。

② 食べ物をめぐり、自分が根拠のない話を信じていることに気づいたら、それについて栄養士に相談することが大切です。マインドレスな食べ方に巻き込まれているときは、自分の栄養上の知識が正しく目標に沿ったものなのか、それともゆがんだものなのか、判断することは難しいものです。ある女性は、小さなボールに一杯のにんじんを食べた後ひどい罪悪感に駆られました。彼女はこれを食べすぎと考えていたのです。にんじんはたしかに健康に良い野菜です。しかし「小さなボールに一杯」というのは何であれ良くないと感じました。彼女の心は、現実的な目で自分の行動を観察することができなくなっていたのです。

③ セカンドオピニオンを求めるのも必要かもしれません。なぜなら人はだれでも栄養につい

て誤った情報の海にのまれているからです。例えば、脂肪というのはすべて良くない、と広く一般的に信じられています。しかし日常の食事で摂取する脂肪のなかには、健康を保つために必要不可欠なタイプのものもあるのです。例えば、内臓器官を保護する、ビタミンを運ぶ、ホルモンをつくる、エネルギーを補給する、脳や神経系の部分を形成するなどは、脂肪が果たす重要な機能です。

43 マインドフルに適応する

マインドフルであるというのは、自分自身を変えようとすることではありません。自分についてもっとよく理解できるようになるにつれて、変化は自然に起こってきます。あなたの身体が、精神的、医学的必要性と好ましい方向へ調和していくのです。あなたが身体に食べ物を与えると、身体はその与え方に対してどのように反応するでしょうか。あなたがそれを理解し、よく感じとれるようにしていけば、自然な形で自分の食べ方に適応できるようになるのです。自分の食事を徹底的に変えようとしてはいけません。正しい方向に向けて小さな一歩を重ねていくことで、徐々に重要な変化が生まれるのです。ほんのひとつ何か行動を変えただけでも、大きな影響を及ぼす可能性もあります。

マインドフルになるためには、考え方を徐々に発展させていくことです。結果が「うまくいった」か、それとも「失敗した」か、という視点から考えるのではなく、「うまくできた」か、それとも「うまくいかなかった」か、という目でとらえます。これはそれぞれ個人の能力を認める考え方です。ある人にとっては適切なことも、別の人にとってはそうではないということもあるのだということを認める考えです。また、どうしたらマインドフルに食べられるかということは段階的に学んでいけばいいのです。このことを覚えておくことも非常に大切です。柔道でだんだんと異なる色の帯へと進んでいくことに例えられます。まずは白い帯を締めることから始めます。そしてさまざまな技をマスターして、新しい色の帯を手にするのです。黒帯は熟練を意味する最終目標です。しかし初心者はその目標へ到達する前に、さまざまな色の帯をゆっくりと経て練習していくのです。

技能の習得
「ゆっくりマインドフルに練習する」

マインドフルであるためには、時間と練習が必要です。意識せずに世界とのつながりを自覚するには、意識的に努力する必要があります。急いで練習をすませてはいけません。ゆっくりとやってください。マインドフルを学ぶことにマインドフルになってください。どんなに普通の行動でも、マインドフルな技能を使うことができるのです。

以前は気づかなかった経験に目を開いてみましょう。お皿を洗うことなどは楽しいとは思えないかもしれませんが、このようなちょっとした仕事を選んでみてください。そのプロセスをゆっくりとしたペースでやってください。それを煩わしいことと考えるのではなく、生活の大切な一コマとしてとらえてみましょう。生活のありきたりの仕事と恋に落ちましょう。マインドフルの技能を練習し始めるときには、自分がそれを熟練してやっているかどうか考えてください。「熟練して」行動するというのは、自分にとってどのような意味か、具体的に定義してみましょう。

44 マインドフルな食事をよく考える

マインドフルであるためには、全関心を集中することが必要です。ブッダは、明晰な考えの妨げになりやすい五つの「妨害」を指摘しています。貪欲、怠慢、意思の弱さ、心配、および疑惑です。これらはマインドフルな自覚をじゃますることが多いのです。このような状態になると、純粋な注意は曇り、混乱してしまいます。率直に平穏にマインドフルに食べることを妨げるとされる最も大きな「妨害」は、食事のパターンに一貫性がないということです。

ビッキーは朝食を抜き、昼食で食べすぎてしまうという悪循環に陥っていました。朝カロリーをとらなかったことが、正午にそれこそ飢えそうなほどの空腹を招いてしまうのです。朝食をとらなければその分のカロリーを減らせると信じたために、分別のないコントロールを逸した選択をしていました。しかし、適度に朝食をとり昼食にはほどよい空腹を感じる程度で食べた場合と比べ、もっと多くのカロリーをとっていたのです。

一定の食事パターンが確立してくるにつれ、体重は安定、もしくは減少する傾向があります。これはマインドフルな食事パターンが新たに一貫するようになったためです。定期的に食べたら、または決められた食事計画にしたがったら体重が増える、という根拠のない作り話を鵜呑みにしてはいけません。食事と食事の間に三時間以上の間を空けないようにし、一日三回の食事と二回の軽食を含めた計画を立ててください。計画は実行可能で現実的なものでなければいけません。自分のスケジュールのなかで無理のないものにしましょう。日常生活のなかにできる限り多くの「マインドフルな食事」を組み入れてください。

技能の習得 「マインドフルな食事計画」

● 一日最低でも三回は食事をとるようにします。朝食と少量の軽食をとってください。これは、車にガソリンを入れるのと同じで重要なことです。燃料がなければ車は動きません。それと同じです。何かを口に入れたいと強く思うものの、でも実際にはお腹がすいていないということがあります。そのようなときには、冷たい水を飲んでください。ゆっくりと水を飲みます。炭酸のミネラルウォーターがよいでしょう。泡が舌を刺激するのが感じられるでしょう。風味をつけた水、もしくはビタミン豊富なスポーツドリンクを購入してください。

● 空腹に合わせ、三時間ごとに何かちょっとしたものを食べてください。これはむちゃ食いしたくなる欲求を防いでくれます。

● 菜食主義者および完全菜食主義者（訳注　一般的に菜食主義者というときには牛乳・チーズ、卵の摂取は人によって異なる。完全菜食主義者は牛乳・チーズ、卵も一切とらない）は、自分の食物選択にマインドフルな良い例です。彼らは積極的に食べ物との関係に適応していきます。その姿勢は常に一貫し、前向きです。自分は菜食主義者だ、という人は、バランスのとれた充分な量のたんぱく質、ビタミン、ミネラルをとるように注意してください。自分の身体の合図に関心をはらいましょう。自分の身体がもっとたくさんのたんぱく質、カルシウム、またはそのほかのビタミンやミネラルを求める信号を送っていないか、注意してください。

● 実際には菜食主義ではないけれども、そうだと主張する人がいます。そのような人は、なぜそう主張するのか、ということについて正直になってください。カロリー摂取を安全にひそかに減らす方法として、菜食主義であるということのかげに隠れようとすることがあります。菜食主義だからといえば、他人から、なぜそんなに食べ物を激しく拒否するのか、と疑問をもたれずにすむからです。もしほかの人から、なぜ菜食主義、もしくは完全菜食主義になったのですか、とたずねられたら、自分の感情や心の反応に着目してください。このような生活スタイルに隠れて、本当の不安を見逃してはいけません。

● もしあなたがコーヒー、紅茶、そのほかのカフェイン飲料を頼りに何とか一日をしのいでいるとしたら、これは重要な問題です。自分の身体の状態に関心をはらってください。食べ物の代用としてカフェインを利用してはいないか、考えてみてください。食べ物をによって充分なエネルギーを得ることを目標としてください。

- ビタミンはだれにとっても必要ですが、やはり本来の食べ物からビタミンを摂取するのが最も良いといえます。食べ物は最も有効にビタミンを利用できるよう、身体の準備をさせてくれるのです。例えば食べ物に反応して唾液が出たとしたら、それは脳が、次にどのようなことが起こるのかを理解していることを示しています。そして脳は身体中に信号を送るのです。一方ビタミン剤に対しては、脳はこのような反応をしません。食品を丸ごと食べることで、身体全体がその経験のなかに統合されていきます。このほうがビタミンだけを摂取するよりもマインドフルといえるでしょう。
- 一日の食事の計画を立ててください。もし誰かほかの人のために料理をするとしたら、どのような食事を用意しますか、それを参考にして自分の食事計画を立てましょう。
- 本当にお腹がすいているときには、何か温かいものを食べてください。温かい食べ物のほうが冷たい食べ物よりも満足感が得られ、感覚をより刺激してくれることが多いのです。
- 野菜スティックやフライドチキンなど手軽に指でつまんで食べられるものや前菜は避けたほうがいいでしょう。このような食べ物は一人前の分量についての感覚を鈍らせてしまうため、簡単に食べすぎやむちゃ食いに走りやすくなるのです。

● むちゃ食いへの対応に苦労している人は、むちゃ食いや食べすぎをしてしまいがちな食べ物を買わないほうが無難でしょう。少なくとも最初はそうしてください。自宅や職場にはむちゃ食いしそうな大好物を一切置かないでください。いったん自分の食事にマインドフルになり、より良くコントロールできるようになってしまえば、誘惑的な食べ物がそばにあっても大丈夫です。しかし、最初はできる限り楽に実行できるように環境を整えてください。では、むちゃ食いしたいという強い欲求に駆られたときにその食べ物がそこにあったら、どうしたらいいでしょう。そんなときには、少なくとも十分から二十分、その部屋を出てしまいましょう。その環境から離れるのです。

● 栄養士に相談して、基本的な食品群（たんぱく質、乳製品、果物、野菜、穀物）についての情報を得てください。自分にとって「健康に良い」食べ物計画とはどんなものかを理解するうえで役立つでしょう。正確な情報を入手してください。流行雑誌に頼ってはいけません。

● 薬物やアルコールは避けてください。これらはマインドレスな食べ方にますます陥りやすくしてしまいます。アルコールを飲むと、マインドレスなカロリーを大量にとることになります。しかも身体の感覚を説明し観察することができなくなるのです。アルコールと薬物はいずれも、マインドフルな食事に必要な感覚の正確さ、明確さ、純粋さを変化させ、ゆがめてしまうのです。

- カフェインは避けてください。カフェインはアルコールと同じような作用があるのです。カフェインをとりすぎると知覚が鈍ります。明確に考える能力が損なわれてしまう可能性があるのです。

45 軌道を外れず、歩き続ける

「七転び八起き」というのは、回復力、粘り強さ、そして立ちなおる力について述べた仏教の格言です。成功した億万長者の伝記を読めば、彼らの話が驚くほどよく似ていることに気づくでしょう。どの話にも、一連の劇的なしくじりや失敗が語られています。例えば、ハーシーチョコレートの創立者であるミルトン・ハーシーは富を築くまでに七回破産しています。このような成功した人びとがほかの人と違うところ、来るべきして訪れた成功をつかむことができた特性のひとつは、失敗や喪失の体験を受け入れる能力です。つらさを感じ、経験から学んで、すぐに立ち上がることのできる能力です。同様に、マインドフルに食べるにも練習が必要です。最初は必ずしも成功するとは限りません。しかし、マインドフルに食べようと努力し続ければ、いつか成功するでしょう。

ブッダは「水差しは一滴一滴注いでいくことでいっぱいになる」と言っています。マインドフルに食べることは、途方もない忍耐強さを必要とする持続的な旅だともいえるでしょう。食習慣を改めていくというのは、一生の活動となるかもしれません。その一方で、どれほどすばらしくマインドフルをマスターしたとしても、ふと魔が差して発作的にマインドレスな食事に走ってしまうことがあります。食べる量が不足しがちだった習慣に陥ってしまうことも、時にはあるでしょう。このようなことから一切逃れることは不可能です。そのことも自覚しておいてください。職場で食べてしまったドーナッツ、宅配のピザ、または罪悪感の引き金となりそうな食べ物、これらのせいで、無自覚な、したい放題の自分に戻ってしまいたいと一時的に思うこともあるでしょう。何か失敗をしても、それに気づいたときに「ああ、私は台なしにしてしまったんだ」と思ってはいけません。

ときおり、出し抜けにマインドレスな食べ方を試みてしまうこともあるでしょう。それはあらかじめ予想していてください。それを試練と考えてください。そういうことは起こるのです。もし仮に問題がまったくないとしたら、それこそ実は悪い印かもしれません。マインドフルな食べ方をもう一度よく把握しなおすために、マインドレスに食べてみる必要があることもあります。マインドレスに食べることで、逆によくコントロールして、自覚をもって食べることの利点を思い出すことができるでしょう。マインドレスに食べてしまうのは、道の穴ぼこに足を踏み入れてしまうことだ、と考えてはどうでしょう。歩き続けるよう、自分自身に言ってください。どこといって特定の行き先があるわけではなく、漠然とした目的地を胸に抱いて、散歩に出かけるように考えてください。「正しい方向を向いてさえいれば、あとはただ歩き続けるだけでいい」とブッダは言っています。

技能の習得 たまたまマインドレスに食べてしまってもよしとする

しくじってしまったら、自分に優しくなってください。いつまでもこだわるのはやめましょう。過去、後悔、罪悪感に集中してはいけません。とても重要なことですが、マインドレスに食べてしまったという出来事を強引に何とかしようともがくのはやめましょう。そのようなことをしても意味がありません。マインドフルを忘れさってしまうことになります。あなたはしくじってしまったのです。それは起こってしまったのです。その事実を受け入れ、そして手放してください。その経験を活かして、マインドフルに各感覚を検証することができます。この瞬間からまた新たに前進していけるのです。マインドフルな食べ方をめざして進んでいくなかで、何度か失敗を経験するかもしれません。何度も何度もということさえあるでしょう。そうなったら、いつでもまたすぐに立ち上がってください。そして歩き続けてください。

46 心のなかの批判的な食物批評家の声を聞く

マインドレスに食べてしまったことをきっかけとして、批判的で意地の悪い心のなかの声が嵐のように押し寄せてくることがあります。こんなものを食べてしまった、あんなものを食べてしまったと、食べてしまったものについてあれこれ評価を下そうとするのです。このような考えは、試合の最後の数秒でのスポーツキャスターのコメントのようなものです。スポーツキャスターというのは、実際に起こっていることを観察するのではなく、けなし、批判するように過ちをあげつらうものです。彼らは回顧的に、正しいプレーがどのように行われるべきだったのか、実況します。同様に、「心のなかの食物批評家」も、今、「何を食べているべき」で、家は、食べるという経験や楽しみを台なしにしかねません。

「あんなものを食べてしまったなんて信じられない。私はこんなに太った、恐ろしい人間だわ」というのは、ほんの一例にすぎません。人は自分に向かって、自分の行動について辛らつな言い方を浴びせかねないのです。関心を心の内側へ向け、自分に向かって何を言い、何を考えているのかに着目してください。本当に自分の声に耳を傾けたとき、どれほど自分が辛らつで、自分を傷つけるような発言をしていることが多いか、聞こえてくるでしょう。評価は時に、有害で自己嫌悪的な考えの引き金となることもあります。例えば「ジャンクフードをむちゃ食いするなんて、私はなんて恐ろしい人間なんだろう」「私ったら、またしても食べ物をパージングしてしまった、これは私がいかに意志の弱い人間かということを証明しているんだ」といった発言です。このような批評的な言葉が有害だといえる理由はたくさんあります。例えば、このような考えがマインドフルな食体験からあなたを切り離そうとします。このような考えが特に危険なのは、それがささやくように繰り返され、まるでマインドコントロールされた状態になったときです。こうしたちょっとした考えがどのように自分に影響を与えるか、自覚し、学んでください。

自分に対して徹底的に厳しく批評をすることがマインドレスな食べ方をコントロールし制限

するのに役立つ、と誤って信じている人は案外多いのです。心のなかの食物批評家を失業させるには、強いためらいを感じるかもしれません。自分を批判するしか、コントロールを維持していく方法はないんじゃないか、と恐れているからです。うまくその気にさせるということにかけては、心のなかの食物批評家は一枚上手です。恥ずかしいと思う気持ち、自己嫌悪、罪悪感、後悔など、皮肉なことにこれらの感情は、マインドレスな食べ方に歯止めをかけるというよりもむしろ拍車をかける主な要因なのです。

技能の習得

思いやりの気持ちで心のなかの食物批評家を黙らせる

思いやりをもって元気づけるように自分に話しかける練習をしましょう。やさしく肯定的に心のなかで話をすることは、マインドフルな行動にとって不可欠です。食べることも含め、どのような行動に対してもです。自分に思いやりをもってください。否定的な実況解説をすると、その瞬間に食べ物を味わい、香りをかぎ、楽しむことができなくなってしまいます。食べるという経験よりも批判的な考えに集中しているとしたら、それはマインドレスに食べているということです。自分に対して何と言っているか、本当によく耳を傾けてみてください。自分が食べるものにそれがどのように影響しているか、よく検討してみましょう。ブッダは次のように言っています、「賞賛と避難、利益と損失、喜びと悲しみは風のように訪れては去っていく。幸せであるためには、それらすべての真ん中で巨大な木のようにじっとたたずんでいなくてはならない」。

じっとそのまま心を自分の内側へ向けてください。自分自身を中心に据えてください。最近、食べ物を前にして苦労したことがあったか、そのときのことを考えてみましょう。心のなかの食物批評家は、何と言いますか。大声でどなっていますか、それともささやいていますか、そっと押すようにうながしますか、それとも皮肉っぽいですか。そのような考えが生じるままに、ただ集中してください。その考えを抱いたことで自分を批評してはいけません。ただその内容と自分に対する口調を理解するだけにしてください。言葉が身体や感情に与える否定的な影響にマインドフルになってください。有害で辛らつな心の声が、食べ物を味わい、楽しむ力をどのようにしてそらしてしまうか、考えてみましょう。

マインドフルな食を続けるための リソース

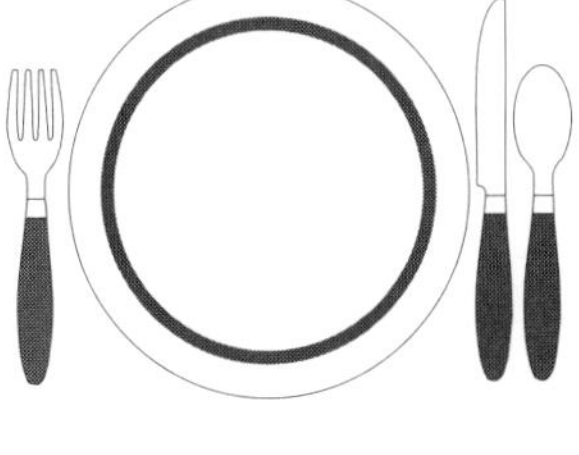

マインドフルに食べるのを助けてくれるのは誰か

マインドフルな食べ方をマスターするのは簡単なことではありません。食事パターンと考え方を変えることが難しければ難しいほど、専門家に助けてもらう利点は大きいでしょう。友人や家族も大きな力となってくれます。しかし友人や家族に体重について話をするのは、時に注意が必要です。体重に関する懸念や恐怖について話すと、友人や家族も自分の体重をめぐる懸念や恐怖にとらわれてしまうことがよくあるからです。あなたの話に本当に客観的に耳を傾けることは、とても難しいことなのです。

自力で食習慣を変えることができない場合、または問題のある食事の基盤となっていることについてよく考えようとすると感情的反応が押し寄せてきて圧倒されそうになるという場合は、専門家の助けを求めることが大切です。専門家なら、ほかにどのような要因に取り組む必要があるか、評価することもできます。このような専門的助けは心理士、精神科医、内科医、看護師、栄養士から得ることができます。専門家のチームに助けを求めることを特にお勧めします。各専門家が心、身体、思想、または感情というそれぞれの面に対して専門的な訓練を提供してくれます。これらの面が互いにより合わさってひとつの全体論的治療を形成するのです。医学的専門家の存在は特に貴重です。人によっては抗うつ薬やそのほかの薬が必要となることもあるからです。また、集中的に治療を受ける必要がある人たちのための入院治療も含めさまざまな治療選択肢が存在するということもその理由です。

カロリーの摂取量が変動すると、心や身体に苛酷な影響を与えます。集中力の大きな妨げとなることもあります。気分問題、アルコールや薬物問題がみられる人は専門の援助や治療を求めることが非常に重要になってきます。自殺観念を抱いている人、体重が劇的に減少した人、現に身体的症状が出ている、または衝動的に行動してしまう人も、専門の援助や治療を求めることがやはり重要です。これらの症状は、互いに矛盾する精神的要求をもたらします。そのためマインドフルな食べ方をすることを著しく妨げてしまう可能性があるからです。

カウンセリングというのは本質的に、行き詰まった思考パターンを打破するための方法です。食べ物についての自分の考えを明確に表現するのを助けてくれます。行きづまったパターンを明らかにしていくとともに、自分にとって重大な意味をもつ出来事同士のつながりを認識していけるよう援助していきます。私はカウンセラーとして、多くの人びとが実にさまざまな食事問題を克服していけるよう導いてきました。彼らが私を信頼し、この困難な問題と戦う助けをさせてくれたことを光栄に思います。

カウンセラーとしての自分の役割について考えるとき、私は自分のことをスカイダイビングのインストラクターのように感じます。スカイダイビングをしようとする人のパラシュートが万一開かなかったときに備え、私ももうひとつ予備のパラシュートをつけています。彼らの背中についていっしょに飛ぶのです。もちろん彼らが地面に叩きつけられるようなことはさせません。しかしすべてのクライアントにはマインドフルに自分でコントロールしていくよう、うながしていきます。恐ろしいと感じるかもしれません。それでいいのです。私はこのイメージをみなさんにお話しすることで、私のような専門家はみなさんを助けるためにここにいるということを知ってもらいたいのです。批評し、評価し、みなさんからコントロールを奪うためにいるのではないのです。

マインドフルな食べ方——緊急の援助

「困難な瞬間」にどう対処したらいいか、具体的な指示を提供することは、私が本書に記そうと思った極めて重要な部分です。私のクライアントの多くはマインドフルな食べ方を練習し始めると、自分の生まれや食べ物問題の意義について非常に深い洞察力をもつようになります。しかしながら、「では、私が本当に苦しんでいるときに、具体的に何ができるのだろう」と繰り返し不満を訴えるのです。そこで、

次にいくつかのシナリオをご紹介します。これらをたどっていくことで、役立つステップを踏んでいくことができます。各技能について詳しい説明が必要な場合は、本文の四つのパートに戻って参照してください。

シナリオ1 マインドレスな食べすぎに対する援助

あなたはひとり机の前に座り、すでに数時間ほど、ある計画に取り組んでいます。机の引き出しの底に隠された内緒のチョコレートについて考え始めます。たちまち、自分が何に取り組んでいるかなど忘れてしまいます。そしてチョコレート以外のことは何も考えられなくなってしまうのです。でもかつて、その引き出しを開けてしまったためにコントロールを逸したマインドレスな食べ方へと至ってしまったことがありました。

解決のステップ

① **マインドフルによく考える**――今のこの瞬間についてじっくりと考えてみましょう。あなた

が現在していることはすべてやめます（ペンを置き、電話は切ります）。そして自分の関心をすべてこの問題に注いでください。

② **呼吸に関心を向ける**――まずゆっくりと呼吸をし、次にすばやく呼吸してみましょう。自分の身体やまわりの環境に集中し、自覚的になります。あなたの気持ちについて呼吸は何を伝えているか、自分自身に尋ねてみてください。呼吸に関心を向けることでもう一度自分に集中します。自覚を高めていくのです。

③ **マインドフルな空腹**――私は本当に空腹なんだろうか、と自分に尋ねてください。身体的（からだ）、論理的（こころ）合図にマインドフルになりましょう。自分が空腹かどうかを判断する助けとなります。最後に食べたのはいつでしたか。身体は何と言っていますか。「ううん、違うわ、お腹はすいていない」そう言っていたら、自分の感情をじっくりと考えてみてください。仕事で退屈に感じているのでしょうか。それとも取り組んでいる計画のことを心配しているのでしょうか。何が起こっていますか。自分が感じていることに対して、ほかにどのような対処法があるでしょうか。席を立ち、ちょっと散歩をしたら役に立ちそうですか。こんなに長く座っていたために、身体が窮屈になっているのではありませんか。ちょっとストレッチが必要なのではないですか。

④ **マインドフルな渇望**――「そう、私はお腹がすいているわ」身体がそう答えたら、ではどの

ような選択肢があるか考えてみましょう。本当に食べたいものは何か、空腹を満たすにはどれほどの量が必要か、明らかにしましょう。

⑤ **マインドフルな自覚**――食べるときには、全感覚を食べることに向けてください。食べるプロセスと、食べ物に対する身体の反応をよく把握してください。

⑥ **マインドフルな活動**――まわりでどんなことが起こっているか、じっくりと考えてみましょう。食べ物とちょうど同じくらい、自分を満たしてくれそうなことは何ですか。うんざりしているのなら、休憩が必要ではないですか。友だちに電話をしてみたらどうでしょう、数分ほど同僚に話しかけてみたらどうですか、役立ちそうですか。計画を立ててみましょう。

⑦ **マインドフルな想像**――かつて、引き出しの中のチョコレートを食べ始めてしまったために、結局危険なめちゃ食いに至ってしまったことは承知しています。そこで、想像してみてください、「危険」という大きな黄色と黒の道路標識が、引き出しの取っ手をふさいでいます。そのイメージをじっくりと考えてみましょう。

シナリオ2 マインドレスな食べる量の不足に対する援助

あなたはこれまで体重を減らそうとしてきました。そのために今朝は朝食を抜いてしまいました。胃がグウグウ鳴っています。頭がずきずきし始めています。何か食べたいと思うのですが、多くの考えが心のなかを流れていきます。「太りすぎているのよ、食べちゃいけないのよ」そう言っています。胃はグウグウと鳴り、頭のなかでは批判的な声がしています。両方に耳を傾ける間で、あなたは揺れています。

解決のステップ

①**身体がマインドフルであること**——胃がグウグウ鳴っていたら、これを大きなレッドサインと考えてください。「食べ物が欲しいよ」点滅してそう知らせています。胃がグウグウ鳴ったら、それは長く待ちすぎたということです。こうなるとますますマインドレスな食べ方に陥る危険が高くなります。今、していることをやめ、身体が送っている身体的合図に完全に集中してください。自覚的になります。よく観察してください。次の瞬間に備えて、何を感じているのか、自分の感覚に着目してください。あなたの感覚は、本当に空腹であるということを知らせようとしているのです。息を吸ってみましょう。

②**マインドフルな瞑想**——度を越して夢中にならないようにしましょう。自分の身体にとってためになることとは何ですか。この瞬間、自分にとって必要なことは何でしょうか。そのことを考え、慎重に計画を立ててください。自分の身体と連絡をとってください。しばし自分の身体の内側に入ってみましょう。身体が何を必要としているか理解する時間を過ご

してみましょう。自分がどんなことを考えているのか、よく観察してみましょう。16の技能の習得（112ページ）でご説明したように行ってみてください。

③ **マインドフルな話**――心のなかでどのような声が聞こえていますか。そのコメントに耳を傾けましょう。自分の思考と感情に自覚的になりながら、それらに着目してください。思考や感情が浮かんできたら、それがどんなものであるか、名前をつけてください。「単なる思考」「単なる感情」というようにです。自分自身に対して、個人的な攻撃をしようとしていませんか。もしそうならやめてください。その代わり、自分の行動がどのような身体的、精神的結果をもたらしたかを考えてください。批判的言葉を心が慰められる穏やかな言葉にかえてください。充分自分と話してください。

④ **情け深い気持ちになりましょう**――自分にやさしく話しかけてください。ほかの人に対してだったら何と言うか、考えてみましょう。自分に同情するのは難しい、という人は、誰か自分に情け深く接していると思える人に電話をかけてください。批判を避けることは、開かれたマインドフルな姿勢で状況を検証する助けになるでしょう。

⑤ **感情がマインドフルであること**――今のこの瞬間の状況をもっと広くとらえてみましょう。たしかに空腹です。しかし心のなかでは、ほかに何が起こっているのでしょうか。この瞬間を取り囲んでいるさまざまな出来事のなかで、何が起こっていたのでしょう、考えてみ

てください。27の技能の習得（157ページ）でお話ししたような「過去と未来をたどる」演習を行ってください。まずは現在の瞬間について考えます。そのあとで、これより前の瞬間の自分の感情についてじっくりと考えてください。この苦しみの引き金となったものは何だったのでしょうか。

⑥ **自己受容**——食べることによって、自分自身や自分の身体について多くの否定的感情を招くことがあります。こんなときには、ある程度自分の身体そのものをあるがままに受け入れなければなりません。自分の身体を受け入れるかどうかの選択はあなたにあります。自分の身体を尊重し大切に扱うためにはそのすべての面を愛さなくてはならないということではありません。自分の身体が滞りなく機能するために、食べ物がどのような利益をもたらすのかを考えてみましょう。頭痛はおさまるでしょう。食べ物がいったん身体の中へ入ったらどこへ移動するのか、心的イメージを使って想像してみてください。

シナリオ3 マインドレスに混乱して食べることに対する援助

ある夜、友人グループがあなたの家に集まってビデオを見ながらピザを食べようということになりました。彼らはあなたの大好きなピザのトッピングを注文します。全員が数切れずつ食べています。その結果、あなたはいつも自分が食べる量よりも二切れ多く食べてしまいました。彼らが帰った後、あなたはさらにもう一切れ食べます。空腹ではないにもかかわらずです。大量のピザと満腹感を自分のなかから追い出してしまいたい、強くそう求める欲求に駆られ始めます。

解決のステップ

①　**マインドフルな食の道のり**——再びマインドレスな食べ方に舞い戻ってしまうと、まるでもう一度最初からすべてやりなおさなくてはいけないかのように感じられるかもしれません。もっと悪くすると、完全に道を外れてしまったかのような気持ちになるでしょう。しかしそうではありません。いったんマインドフルについて学べば、もう忘れることはないのです。再度原則を当てはめればいいのです。この時点では、自分を許すことが必要です。「許して忘れよう」と提唱する人もいますが、マインドフルではそうはしません。その代わり、「許して受け入れるよう」強く勧めます。自分の感情を押しのけてはいけません。自分が感じていることをすべて受け入れてください。

②　**身体がマインドフルであること**——「満腹すぎる感じがするから」、これは、自分の身体に入った食べ物を除去してしまいたいという強い衝動に駆られるときに最もよくみられる理由です。しかし不快感に対処する方法としては、瞑想のほうがはるかに健康的です。立ち止

まってじっくりと考えてみましょう。あなたが感じる身体の感覚には、どんな精神的な意味がひそんでいるでしょうか。自分の感覚をよく汲み取ることは、この次食べすぎを防ぐのに役立つでしょう。

③ **感情がマインドフルであること**――食べ物をパージング（吐くこと）したいと強く求めるのは、不要なカロリーをとってしまったことによって生じる不安に手っ取り早く対処する方法だからです。マインドフルになり、出来事全体をよく考えることが大切です。マインドレスに食べてしまうきっかけとなった感情とは、どのようなものだったのでしょうか、特に友人たちが帰った後、どのような感情があなたをうながしたのでしょうか。空腹でもないのに食べてしまう引き金となりがちなものは何でしょう。このようなことがパターン化してはいませんか。

④ **身体的結果がマインドフルであること**――マインドレスに食べてしまったことに気づいたときに生じる否定的な感情が、パージングをうながします。パージングは危険でマインドレスな行動です。最初にパージングを始めたときには、自分の否定的な感情や身体の身体的反応を自覚しています。ところが時が経つにつれて、パージングの瞬間瞬間の不快さを感じなくなっていきます。気分が良くなり穏やかな気持ちになれる、または余分なカロリーが消えてしまいホッとできる、と考えるようになります。批判的にではなく、パージング

が自分の身体にどんなことをするのかを理解してください。あなたの健康を支持してください。

⑤ **マインドフルな活動**――食べ物をパージングしてすばやく気分が良くなりたいという欲求は誘惑的です。抑えがたく感じられるときもあります。そのため、心を何か別のことへ向けさせることが大切です。家の外へ出てみましょう。散歩をしてみてはどうですか。音楽を聴くのもいいですし、誰かを訪ねてみてもいいでしょう。心を慰めてくれるような活動はないか、取り組めそうなことを見つけてください。食べることをめぐる不安を減らすのに役立ってくれるでしょう。

シナリオ4 誘惑の真っ只中で一歩離れて考える

今、台所にいると想像してみましょう。棚に置いてあるクッキーの袋をとりたいという誘惑と戦っています。「ひと口食べたいだけよ」、そう考えます。このようなとき、一歩離れて考え、いくつかの決断をじっくりと考えてみるのに役立つテクニックがあります。これはどんな困難なジレンマであろうと、よく検証してみるのに役立つすばらしいテクニックです。

解決のステップ

①　**マインドフルに一歩離れる**——状況から積極的に一歩離れて考えようとしている自分を想像してください。なぜ一歩離れてみることが重要なのでしょうか。ストレスがたまっているとき、または圧倒されそうになっているとき、人は無意識的な行動へ逆戻りしてしまいがちです。いわゆるお決まりのやり方、食べ方、または行動パターンのことです。適切で重要な情報をすべて考慮した行動ではなく、自動的に反応しているだけといえるでしょう。一歩離れて考えてみることで、必要なあらゆる情報をよく考え、意識的に把握することができます。そうすることで解決策がひとつではないことに気づくでしょう。一歩離れて考えるというのは、機械的に反応するのではなく、よく考えて慎重に反応するということなのです。自分はいつもどんな反応をするのか、明確にしてください。

②　**マインドフルな話**——内面と外面の両面にわたってどのようなことが起こっているのか、声に出して説明してみましょう。詳細な説明、描写、たくさんの形容詞を用いてください。視覚、嗅覚、聴覚、味覚、触角といった感覚に頼ってみましょう。生き生きとした詳しい説明をしてください。目を閉じた人にその光景を説明しているようにです。例えば、「私は本当にクッキーが食べたいの。私は今、台所でキャビネットの前に立っているの。箱の中のクッキーを全部食べてしまうんじゃないかって恐れているのよ。神経質になっている。手が震えているわ。不安で冷や汗が出てきている。どうしていいかわからなくて、行った

り来たりしているの」というように。

③ **マインドフルな受容**――第六番目の最も大切な感覚器官は「心」です。あなたが今感じていることと、考えていることを言葉で説明してください。批評的な言葉は一切交えず、客観的に状況を考えてください。起こっていることを「良い」「悪い」とする言葉でゆがめてはいけません。自分自身に情け深くなってください。例えば、「私は本当にお腹がすいている感じがするの。それにストレスもたまっている。私にとってこれは本当につらい状況なのよ。前に、こんな状況の結果、すごく嫌な気分になってしまったことがあったわ。だからこんな気持ちになっても大丈夫なのよ」というように。

④ **マインドフルな思考**――自分が何を求めているのか、明確に説明してみましょう。言葉に出すということは、外国のテキストを母国語に通訳するのに似ています。状況を読み、間をとり、自分の言葉を使ってそれを説明するのです。例えば、「私はクッキーを食べたい、でもむちゃ食いや食べすぎをしたくない。私はどんな気持ちなんだろう。それこそ最悪の気分だわ」というように。

⑤ **マインドフルな計画**――自分にはどんな選択肢があるか、説明してみましょう。あらゆるシナリオをじっくりと考えてみます。例えば、「私はむちゃ食いをしてしまうこともできる。部屋を出ていくことだってできるわ。何かほかのものを食べるという手もある。クッキー

を一枚食べて、それで終わりにすることもできる。誰かに電話をするのもいいかもしれない。テレビを見たっていいし、散歩に出かけたっていいんだわ」というように。

⑥ **マインドフルな選択**——自分が何を選択するか、説明してみましょう。決断を下します。その決断を視覚的に思い浮かべてください。自分の決断を実行していると想像してみましょう。例えば、「私は一枚だけ食べることにする。そして食べすぎを防ぐために、台所から離れるようにしよう」というように。目を閉じて自分が部屋から歩いて出ていく姿をまざまざと思い描いてください。

⑦ **手放す**——自分が「何から自由になる必要がある」のか、言葉で説明してみましょう。例えば、「私は今のこの瞬間、完全に満足しているわけではない。でもマインドレスに食べてしまいそうな欲求を退ければ、その後は自分自身についてもっと気分良く感じられるようになるだろう」というように。

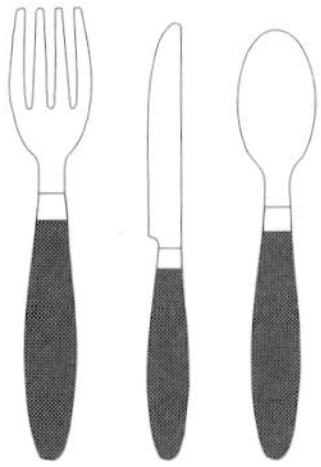

付　録　マインドフル・スケール

以下に示すスケールは本書の内容と一致しています。身体、心、思考、そして感情……マインドフルに食べることの4つの重要な部分について、さらにもっとマインドフルになるにはどうしたらいいのでしょうか。これらのスケールは、その方法を学ぶ補助的な目安として作られました。

このスケールは、点数が高いほど（低いほど）マインドフルというわけではありません。その都度、自分の状況がどんなようすかをマインドフルに確認するために、補助的に用いる「ものさし」のようなものです。ですから、無理に⑩を⑨にするとか、①を③にしようなどと考えなくても結構です。

今の自分の状態について、以下の4つのスケールを利用して、あるがままにとらえてみましょう。

心のマインドフル・スケール

10 マインドレスに無自覚に食べている。食事中ぼーっとして、複数の事柄を同時に処理しようとしている。自分がどれほどの分量を食べているのか自覚していない（袋から直接食べている、冷蔵庫の前に立って食べ物をつまんでいる、ポップコーンをわしづかみにしてほお張っている、やたら間食している、バスケットのパンをつまんでいる）。

9 大口でかぶりついている。猛烈な勢いで食べ物に食らいついている。満腹にもかかわらず自分のお皿の上のものはすべて平らげている。考えがまとまらない。勉強しながら、本を読みながら、テレビを見ながら、もしくは車を運転しながらの「ながら食い」。食べているという自覚がない。

8 ひと口ひと口にほとんど関心をはらっていない。ただ食べているだけで、自分でそれを確認できない。

7 食事のプロセスをあまり自覚していない。ほとんど無意識に食べている。

6 ときおり、食べ物の味、感触、匂いに気を留める。瞬間的に感覚を自覚するものの、そのまま流れるように消えていく。自分自身について確認し、観察することを始めたばかり。

5 自分がどれほどの分量を食べているのか自覚している。食べ物の味を一瞬自覚し、食べ物と身体が発する合図に関心をはらう。観察している。

4　食べ物の味と食べ物に喚起される感覚をしばしば意識している。立ち止まって関心を留める。とりとめのない気持ちのときには、改めて関心を向けなおす。

3　今の瞬間に適度に留まり、食事のプロセスに関心をはらっている。

2　非常に警戒している。スパイスや食べ物の温度に真剣に注意する。ほとんど全関心を食事に向けている。鋭く目を光らせて観察している。食事のプロセスによく精通している。

1　マインドフルに食事を自覚している。完全に今の瞬間に留まっている。ひと口ひと口を自覚して食べている。塩のひと粒ひと粒、ヨーグルトひとさじひとさじを味わっている。関心をはらって箸を手にとっている。食べ物を噛む音に耳を澄ます。食べ物がのどを通り過ぎていく際の感覚を追っている。ひと口ひと口味わって食べている。

身体のマインドフル・スケール

10 度を越して満腹。ほとんど身体を動かせないほどお腹がパンパンに膨れ上がっている、吐き気がする、吐いてしまいたい気持ちがする。

9 祝日や記念日のごちそうを大量に平らげたばかりのように、胃がむかむかし、身体が重く、眠たい。ベルトをゆるめる必要がある。

8 明らかに食べすぎ。「たらふく食べてしまった」、胃に食べ物が詰め込まれている、ファスナーがきつい。

7 非常に満腹。胃がいっぱいの感じ。身体や衣服がちょっと不快に感じる。

6 かなり満腹。もはや胃にあまり余裕がない。でもあと二，三口なら食べられる。

5 気持ちよく満足している。十二分に満たされている。胃は適度にふくれている。さらに食べ物を勧められても断ることができる。動いたり、ポーズをとったりするのに充分なエネルギーレベル。

4 軽く食欲がある。身体が空腹を警告している。胃は満腹というほどでもなく、かといって満足していることもない。軽食もしくは二，三口何かを食べる必要がある。

3 ほどよく空腹。胃がグウグウと鳴っている。空腹感がして、一食を完食できるほどの余裕がある。少々けだるさを感じる。

2 非常に空腹。エネルギーレベルが低下。少しイライラする。特定の食べ物への渇望が始まる。

1 腹ペコ状態。疲労感に襲われる。非常にエネルギーレベルが低下。頭痛がする。かなりイライラする。

0 絶食状態。「ガツガツに飢えている」。疲労感に襲われる。胃が空っぽの感じ。めまいがする。弱々しい感じ。ほとんど動けない。

感情のマインドフル・スケール

10 批判されている感じ、気分が落ち込んでいる、恥ずかしく思う、不安。自分を責めたくなる。満たされていない感覚。感じたくなりたい。いやな気持ちがどこかにいってしまわないか、といつも願っている。自分自身を避けている。感情に圧倒されている。

9 非常に不愉快な感情。気分が悪い。罪悪感に駆られる。否定的な感情に困憊している。

8 かなり不快。相当批判的。なんとなく罪悪感に駆られる。ひょっとしたら私はこんなものを食べるべきではないのかもしれない、とがみがみ言われているような感じ。手放しがたい不快な感情がこみ上げてくる。

7 若干気にかかることがある。少し後悔を感じる。いくらかストレスを感じ、不安な気持ち。

6 軽い不快感。否定的な感情がよぎる。

5 良いとも悪いともどちらともいえない感じ。肯定的でも否定的でもない。果物や野菜を食べているとき、私たちはこのような、どちらともいえない中立的な感情を抱きがちだ。マインドフルなときには、中立な感情を維持しようと努力する。永世中立国のスイスのような感情を抱くことで、マインドフルな状態にとどまっていられる助けとなる。感情に応じて反応したり食べたりしないですむようになるだろう。すなわち、罪悪感の引き金となるような食べ物や、一時的にハイになるような慰めを渇望する食べ物、おやつを避けることができるということである。食べ物は食べ物、ただそれだけのもの。良くも悪くもない。注意深く感情に自覚的であることは、マインドフルに食べるためには非常に重要である。自分の感情と、その感情が、食べること／食べないことに与える影響を注意深く見守る。

4 ほどほどに肯定的な感情。かなり良い感じ。結構満足している。

3 うれしく思う。幸せ。リラックしている。ちょっとしたごほうびを手にした気分。

2 かなりうれしい。楽しい。わくわくしている。このうえなく幸せ。

1 ハイな気分。心が浮き浮きしている。有頂天。肯定的な感情にしがみついている。良い感情がこのまま永遠に続いてほしいと思う。

思考のマインドフル・スケール

10 頭のなかは100パーセント食べ物／身体／食べることでいっぱいである。思考と欲望にしがみつき、それに反応している。強迫的。食べ物や、自分が別の身体をもったら、ということについて夢見る。渇望している。思考を手放すことは非常に難しい。

9 頭のなかはほとんどすべて食べ物と自分の身体のことでいっぱいである。ほかのことは何であろうとほとんど考える余地がない。集中しにくく、本を読んだり勉強するのも難しい。思い込みや自動的な思考に反応している。

8 頭のなかは、大方食べ物と自分の身体のことで占められている。行動は、思い込みと食べ物について根拠のない考えに強く影響を受けている。

7 頭のなかに食べ物や自分の身体について考えている部分がある。無意識のうちに「…すべきである」「…すべきではない」という気持ちになる。

6 頭のなかの半分以上は食べ物について考えている。自分自身に対して批判的になっていることに気づくことがある。

5 頭のなかの半分ほどで食べ物について考えている。あまりにも忙しすぎて空腹や空腹の合図を確認できないことがある。空腹なのに、または食べる必要があるのに、食べることを忘れてしまう。

4 自分はいったい何を考えているのか、思考をときどきチェックする。たいてい思考をよく観察することができる。自分は何を食べたいのか、必要なときにじっくりと考えている。

3 思考を慎重に観察している。黒か白かに二分する考えをしてしまっているときには、灰色の中間域についてもよく考えることができる。

2 一歩退いて思考をよく見つめることができる。思考を頭のなかの流れのように見つめている。思考にとらわれることなく、思考が流れていくままに任せることができる。

1 食べ物と身体についての考えを、容易に努力せずに手放すことができる。思考にとらわれることなく観察することができる。自分の心のなかにはいったい何があるのか、ときどき確認する。どのような食べ物の選択肢があるのか、じっくりと考える。食べ物は重要なもののひとつではあるが、最優先というわけではない。食べ物に思考を独占されることなくマインドフルになり、差し迫った仕事に集中することができる。食べ物をめぐる考えに消耗されていると、仕事や人間関係にマインドフルであることは難しくなる。かといって、食べ物のことを一切、頭のなかから振りはらってしまったとしたらどうだろうか。何をどのように食べたらいいのかということについて、身体が発する重要な合図を見逃してしまうかもしれない。中間的な立場を目指そう。食べ物を思考の一環とする。しかしそれを力づくで支配しようとしてはいけない。あなたはどれほど食べ物について考えているだろう。一日を通して頭のなかで食べ物についての考えが占める割合がどのように変化していくか、着目してみること。厄介な考え、思い込み、記憶は手放してしまおう。

訳者あとがき

生きとし生けるものにとり、「食する」ことは生存をかけた根源的な行動といえます。原始的な生命体から人間に至るまで、食物を求めることは本能で規定されています。地球上で絶え間ない「食うか、食われるか」の営みを見れば、その厳しさは言わずもがなでしょう。自らの何倍も大きな動物を飲み込む爬虫類、食物を確保し繁殖に適した地をもとめ地球を一周近く移動する鳥類、昆虫を食する植物など、元来そこに存在するのは、生きるか死ぬかをかけた壮絶な姿です。食と食行動が、生物にとって根本的テーマといわれる所以はそこにあるといえます。

さて人間も哺乳類の一種ですが、他と大きく違うのは、言語と思考能力を持ち、自我という概念で内的な世界を構築できるところにあります。加えて、遊び楽しむ能力を持つことも、人間の人間たる大きな要素であるといえるでしょう。フランスの文化史家ヨハン・ホイジンハは、人間を「ホモルーディエンス」（遊ぶ存在）と呼んでいます。この能力は、文化や文明を形成する基盤のひとつになっているのです。

こうした面から人間と食との関係を見ると、人間にとって「食する」ことは単に生命維持の本能的行動ではなく、遊び楽しむ側面があることは明白です。人間は食を文化とし、食をレジャーとしています。昨今のグルメブームを見れば、おわかりいただけることでしょう。さらに人は食をコミュニケーションの手段とし、社会的な儀礼として位置付けています。冠婚葬祭、晩餐会、歓送迎会など、食を囲んでさまざまな会話が弾み、長い歴史の中で培われ伝統として育まれている食もあります。また人は、食を健康管理のために利用し、さらには「食しないこと」で何かを伝えるすべさえ生み出しました。さまざま健康食ブーム（フードファディズム）や、ダイエット、さらにはハンガーストライキなど。これらはいずれも、大きな大脳連合野と前頭葉を持つ人間だからこそ可能になった、いわば「食にかかわる高次機能」といえましょう。

本書で指摘されているマインドレスな食事は、こうした「高次機能」を有する人間であるがゆえに生じうる顕著な例と言えます。過激なダイエットや気晴らし喰いといったマインドレスな食行動の裏には、人間特有の豊かで複雑な食との関係をすべて無視したり、過剰にすべてを支配しようとする傲慢さに満ちていたり、大切な人とのかかわりをも失ってしまう危険をはらんでいます。当然、本来の目的である健康な身体を維持するという役割をも蝕み、まるで心と身体が、「人のようで人でないもの」に変わってしまう可能性があるのです。

本書が提唱するマインドフルな食事、マインドフルな食との関係は、もういちど人間らしさを取り戻し、人間らしい心、人間らしい身体をよみがえらせる方法とも言えるのではないでしょうか。脳科学的に言えば、大脳辺縁系（本能）で食べるのではなく、また大脳皮質で過剰にコントロールして（考えすぎて）食べることでもありません。脳も身体も十分稼動しつつ、かつそれらの発するメッセージを捉え、それに従い、今ここでの瞬間を実感しながら食べるということを、著者は推奨しています。これは、激流のごとき日常に生きるわれわれにとって、まさしく見失っている存在のあり方かもしれません。

本書は、単に健康な食をめざす自習書ではなく、心と身体、思想と感情の四側面から、人間らしさを取り戻す指南書とも言えるのです。ぜひ多くの方に読んでいただき、日々のストレスフルな生活の中で自分を取り戻すために、「マインドフルな食」を生かしていただきたいと、訳者の一人として切に願っています。

二〇〇五年七月

上原　徹

(11) Linehan, M.: Cognitive-Behavioral Treatment for Borderline Personality Disorder. Guilford Press, New York, 1993.
(12) Marcus, M., and McCabe, E. : Dialectical Behavioral Therapy (DBT) in the Treatment of Eating Disorders, 2002. Paper presented at the International Conference of Eating Disorders and Clinical Teaching Days. Boston, April, 25, 2002.
(13) Sandbeck, T.: The Deadly Diet: Recovering from Anorexia and Bulimia. New Harbinger Publications, Oakland, Calif., 1993.
(14) Smolak, L., Levine, M. and Strigel-Moore, R.: The Developmental Psychopathology of Eating Disorders: Implications for Research, Prevention and Treatment. England Lawrence Earlbaum Associates, Hillsdale, NJ., 1996.
(15) Thich Nhat Hanh: Present Moment Wonderful Moment: Mindfulness for Daily Life. Parallax Press, Berkeley, Calif., 1990.
(16) Wiser, S. and Telch, C.: Dialectical behavioral therapy for binge-eating disorder. Journal of Clinical Psychology, 55; 755-768, 1999.
(17) Wolpe, J.: Psychotherapy by Reciprocal Inhibition. Stanford University Press, Stanford, Calif., 1958.
(18) Zerbe, K.: The Body Betrayed: A Deeper Understanding of Women, Eating Disorders and Treatment. Gurze Books, Carlsbad, Calif., 1995.
(19) Zindel, V., Segal, M., Williams, G. and Teasdale, J.: Mindfulness-Based Cognitive Therapy for Depression. Guilford Press, New York, 2001.

■文　献

(1) Alexander, W.: Cool Water: Alcoholism, Mindfulness and Ordinary Recovery. Shambhala Publications, Inc., Boston, 1997.

(2) Bourne, E.: The Anxiety and Phobia Workbook. 2nd ed. New Harbinger Publishing, Oakland, Calif., 1995.（野村総一郎, 林建郎訳：不安からあなたを解放する10の簡単な方法—不安と悩みへのコーピング. 星和書店, 東京, 2004.）

(3) Burns, D.: Preface by Aaron Beck. Feeling Good: The New Mood Therapy. Avon Book, New York, 1999.（野村総一郎他訳：いやな気分よ, さようなら. 星和書店, 東京, 2004.）

(4) Carlat, D. J. and Carmargo, C. A.: Review of bulimia nervosa in males. American Journal of Psychiatry, 148; 831-843, 1991

(5) Costin, C.: The Eating Disorder Sourcebook: A Comprehensive Guide to the Causes, Treatments and Prevention of Eating Disorders. 2nd ed. Lowell House, Los Angeles, 1999.

(6) Crow, S., Praus, B. and Thuras, P.: Mortality from eating disorders: A 5 to 10 year record linkage study. International Journal of Eating Disorders, 26; 97-101, 1999.

(7) Gunarantana, B.: Eight Mindful Step to Happiness. Wisdom Publications, Boston, 2001.

(8) Hayes, S., Wilson, K. and Strosahl, K.: Acceptance and Commitment Therapy: An Experiential Approach to Behavior Change. Guilford Press, New York, 1999.

(9) Hendrix, H.: Getting the Love You Want: A Guide for Couples. Henry Holt & Company, New York, 2001.

(10) Kabat-Zinn, J.: Full Catastrophe Living: Using the Wisdom of Your Body and Mind to Face Stress, Pain and Illness. Dell Publishing, New York, 1990.

■訳者略歴

上原　徹（うえはら とおる）

1963年　群馬県生まれ
1988年　新潟大学医学部卒業
医学博士，精神保健指定医，日本心身医学会認定医
日本総合病院精神医学会専門医，臨床心理士
2002～2003年　シドニー大学客員教授
現職　群馬大学医学部附属病院精神科神経科講師
著書：『摂食障害の家族心理教育』『家族教室のすすめかた』（分担執筆，金剛出版），『「食」にとらわれたプリンセス－摂食障害をめぐる物語』（星和書店）ほか

佐藤　美奈子（さとう みなこ）

1969年　愛知県生まれ
1992年　名古屋大学文学部文学科卒業
翻訳家。英語の学習参考書，問題集を多数執筆
訳書：『食べ過ぎることの意味』（誠信書房），『わかれからの再出発』『（増補改訂第2版）いやな気分よ，さようなら』『私は病気ではない』『みんなで学ぶアスペルガー症候群と高機能自閉症』『虹の架け橋』（共訳，星和書店）

食も心もマインドフルに
−食べ物との素敵な関係を楽しむために−

2005年10月5日　初版第1刷発行

著　者　スーザン・アルバース
訳　者　上原　徹　佐藤美奈子
発行者　石澤雄司
発行所　株式会社 **星和書店**
東京都杉並区上高井戸1−2−5　〒168-0074
電話　03(3329)0031（営業）／03(3329)0033（編集）
FAX　03(5374)7186

　Printed in Japan　ISBN4-7911-0584-2